排好毒就能
养好命

身体毒越少，女人就越好

医学博士 **莫秀梅** 著

SPM 南方出版传媒

广东科技出版社 | 全国优秀出版社

图书在版编目（CIP）数据

排好毒就能养好命 / 莫秀梅著.—广州：广东科技出版社，
2016.1（2023.3重印）

　ISBN 978-7-5359-6458-8

　Ⅰ．①排…　Ⅱ．①莫…　Ⅲ．①毒物—排泄—基本知识
Ⅳ.①R161

中国版本图书馆CIP数据核字（2015）第285722号

Pai Hao Du Jiu Neng Yang Hao Ming

排好毒就能养好命

责任编辑：杨柳青　黎青青
封面设计：李子琪
责任印制：彭海波
出版发行：广东科技出版社
　　　　　（广州市环市东路水荫路11号　邮政编码：510075）
销售热线：020-37607413
http://www.gdstp.com.cn
E-mail：gdkjbw@nfcb.com.cn（总编办）
经　　销：广东新华发行集团股份有限公司
排　　版：广州市友间文化传播有限公司
印　　刷：佛山市浩文彩色印刷有限公司
　　　　　（南海区狮山科技工业园A区　邮政编码：528225）
规　　格：889mm×1 194mm　1/32　印张6.75　字数180千
版　　次：2016年1月第1版
　　　　　2023年3月第5次印刷
定　　价：19.80元

美丽的女人，要对体内的毒素零容忍

看青春痘、色斑之类的皮肤问题，看西医要挂皮肤科，属于外科。如果看中医的话呢？既可以挂皮肤科，也可以挂内科。

为什么治疗同样的病，西医看外科，中医却可以看内科呢？

我的一位好友有一段时间脸上长痤疮，几次见面，都看见她脸上有涂过药的痕迹。我问她："要不要我给你调理调理？"

她斩钉截铁地说："不要！"

她就是这么个人，一直都不大相信中医。平时闲聊时，我难免偶尔谈起中医的东西，她也总说我讲的那些都不是科学。

中医当然也是科学，几千年的历史难道是瞎折腾的？而且，像我们这个年纪的中医，西医的理论也都是要学的，是不折不扣的中西医结合。

不过她既然这么看，也由她去啦。

痤疮，或者说青春痘、粉刺，一般是由于内分泌紊乱，皮脂分泌异常旺盛，堵塞了毛孔，导致皮脂腺发炎造成的。既然主要病因是发炎，西医治疗青春痘的办法，就是涂消炎药。西医消炎药很管事，没过几天，我朋友脸上的青春痘，已经去得差不多了。

但是半个月后，我们再次吃饭，她脸上又出现新的痘痘了。

她还要准备涂消炎药，我劝她说："你这么反复地出痘痘，反复用消炎药，是会产生耐药性的。这么干能治好青春痘吗？对皮肤有好处吗？"

她反问我："那你说该怎么办？"说完又立刻补充，"你可别让我吃中药，那不科学！"

我笑着对她说："我给你开的药方不是中药，是菜单。"

我给她开的，是一份清热去火的菜单，菜单中的材料都是日常能见到的蔬菜啊，水果啊之类。

之所以开这些，是因为导致青春痘的根本原因并非炎症，而是由于紊乱的内分泌。内分泌乱了，就为皮肤创造了一个容易发炎的环境。外用的消炎药可以消灭炎症，但是不能解决内分泌的紊乱问题，所以过了一段时间，脸上又会长出新的青春痘。

我让朋友吃用水果和蔬菜组成的菜谱，是从内部来解决青春痘的问题。蔬菜和水果中有很多是粗纤维食物，能够促进大便排泄，帮助身体排出代谢过程中产生的废物，这些废物通俗来说就是您口中的所谓的"湿毒""热毒""火毒"，一旦身体中的这些毒素随着清淡的饮食和规律的大小便从身体中被排出，皮肤就能恢复正常的功能，没有过度的皮脂堆积，也没有异常的色素沉着，青春痘、色斑等皮肤问题自然就可以迎刃而解。

从体内用排毒的办法解决美容问题，这是比外用皮肤药更本质的做法。

女人总有很多困扰自己的美容问题，比如痘痘、色斑，或者皮肤暗沉、发黄、粗糙，脱发、断发……这些患者来门诊一坐下来，往往还没等我问清楚病情，就迫不及待地问我，"医生啊，你说我这病是不是湿毒、热毒？""你赶快用药帮我把这些毒排出去啊"。

还别说，我们患者的这种认识还真是直接又精辟。

从中医的理论来讲，导致人体疾病的原因，不外乎风、寒、暑、湿、燥、火、虫、毒等，导致人体气血、阴阳、脏腑机能紊乱而致病。而人体机能的紊乱或衰退，又可能反过来产生让人致病的风、寒、湿、热、痰、火、瘀等，也就是我们所说的致病邪气，患者将之统称为"毒素"，通俗又形象。

拿刚才青春痘的问题来说，中医一般会分为肺经蕴热证、脾胃湿热证、血瘀痰凝证等。在这几个病机中，"湿""热""痰"都是中医的致病因素，都可以理解为致病的"毒素"。因此，在中医看来，长痘痘的根本原因，在于各种原因导致身体中出现了毒素聚集在皮肤。

西医的观点也与之契合。在西医看来，脸上的痘痘是皮脂腺阻塞，又受到细菌感染后引起的。说白了，是由于皮肤的代谢出现了异常，导致对人体有毒害作用的细菌在皮肤上聚积而形成的。

再比如，女人常常会有一些莫名其妙的不舒服，如果去医院的话，多半是查不出问题。这种情况，叫做亚健康。比如有偏头痛、失眠、腰酸背痛、焦虑脾气大、免疫力下降，去医院没有检查出什么问题，各项指标可能都正常，可偏偏就是不舒服，觉得生活质量在明显下降。这些问题，也可以看成是体内毒素积存的结果。

拿偏头痛来说。偏头痛在中医看来，是由于多种原因造成的肝、脾、肾等脏腑功能失调，风袭脑络、痰浊阻滞、瘀血阻络所引起。肝和肾都是人体重要的解毒排毒器官，它们的功能失调，毒素就不能迅速地排出体外，会积累在人体里，进入血液等，影响人体的正常机能。如果是让西医来看偏头痛，他们会给患者开调节自主神经的药物，实在痛得厉害，就只好给患者止疼片吃。这些药物在短期内是有效的，药效过去以后，头痛又会重新发作。如果从中医的角度出发，想办法把身体里的毒给排掉，就有可能从根本上改善偏头痛。

所以说，从某个角度来说，**女人遇到的诸多健康和美容问题，都可以看成是毒素在体内的累积造成的**。只要通过科学、有效的方法，将这些毒素排出体外，问题就能解决了。套用一句流行的话，**女人要对体内的毒素零容忍，才能将美丽和健康坚持到底**。

目　录

第一章　亲爱的，你真的懂排毒吗

听起来吓人的毒到底是什么 / 3

大部分的毒是从嘴里进来的 / 6

管理好肠道，排毒就解决了一大半 / 8

不给肠胃吃东西，就能把毒排干净吗 / 12

只要把大便排出去，排毒就成功了吗 / 14

给肠子洗洗澡，毒就清除干净了吗 / 19

给自己的身体解毒，要从四个方面抓起 / 21

第二章　润肠篇：便秘会让女人越来越不好看

肠道整洁的女人，脸上才会整洁 / 34

肠子喜润恶燥，解决便秘最重要 / 38

便秘最爱惹女人，记得酸奶是个宝 / 42

早喝盐水晚喝蜜，排除"石头便" / 47

顽固便秘用陈醋，胜过药无数 / 53

应对重金属和辐射，果胶是个好东西 / 56

第三章　刮肠篇：过剩的营养会使身材走形

让肠道清淡健康，从吃最"贵"的油开始 / 64

多吃水果能刮油，女人身材更紧致 / 69

爱吃豆腐的人，肠道清洁有活力 / 74

让人羡慕的身材，就是几碗汤的距离 / 77

体胖不一定心宽，痰湿胃热最积毒 / 83

周末断食法，给肠胃一天假 / 90

第四章　清肠篇：懒惰的肠道会成为垃圾场

纤维素没营养，却是肠道的清道夫 / 94

肠道太懒要激励，坚持"时钟"按摩法 / 99

经期肠道容易怠工，试试红薯红糖水 / 102

提防孕期的便秘惊魂，蔬菜排毒最安心 / 106

饮食均衡多运动，让排毒迎来幸福线 / 110

第五章　护肤篇：从内到外的全面呵护

皮肤上的异常信号，是身体有毒的表现　/ 119

女子以肝为养，留神脸颊上的小问题 / 124

肾虚女人老得快，脸黑下巴爱长痘 / 130

养肺也是养皮肤，呼吸就是在排毒 / 135

皮肤大口呼吸，毒素就很难站住脚／139

时尚女士爱喝茶，美颜排毒抗氧化／147

做菜加点紫苏叶，解毒排毒抗衰老／153

第六章　千万种排毒法，适合自己的才最好

排毒护肤，由内而外的美丽／159

排毒减肥，无副作用不反弹／167

肝胆排毒，保卫人体的化工厂／176

肠道排毒，用好最大的排毒器官／186

附　录　有排毒作用的食材／195

第一章

亲爱的，你真的懂排毒吗

排毒这两个字，说起来并不新鲜，尤其是最近几年来，越来越多的人提到排毒。

但你问一个人，到底什么是毒，她多半说不清楚。这些流行的排毒的概念，其实是很混乱的。

西医所说的"排毒"，基本上是狭义的。比如误食了毒物，需要马上洗胃清肠，减少身体内毒素的浓度，让身体恢复到正常的状态。中医所说的"排毒"，概念则更加广泛，指的是维护或促进人体自身的免疫、消化等系统，将导致人体疾病的外感或内伤等致病邪气排出体外。

近年来被一些养生保健类图书大肆宣讲的排毒概念，或者将排毒等同于排便，或者向消费者推荐以"攻下"为主的中药材，一味追求清肠泻火，都将这个概念越来越狭隘化，造成的一些后果也让消费者对"排毒"心生怀疑。

甚至于，一些人把"排毒"的概念错误地用在了一些非正常的方法上，比如过度断食、灌肠。这些观念或方法更为危险，一是无法达到理想的排毒效果，二是操作不当使健康受损。如果在采用之初对排毒多一点点的了解，细心分辨一下，其实是大可以避免的。

听起来吓人的毒到底是什么

在中医看来，毒的概念大约是这样几种：

导致人生病的毒（病因之毒），比如流感病毒这样的传染病因，被称为疠气、疫毒；风、寒、暑、湿、燥、火等六淫之毒；还有被虫咬兽伤、有毒食物、酒毒刃毒等。随着环境发生变化，空气污染、电磁辐射等也成为新生的病因之毒。

身体在代谢循环中产生的毒（内生之毒），比如气、血、津液运行和脏腑失常，体内的病理产物、生理产物不能及时排出，积在体内就化生成内毒。像痰浊郁积成为痰毒，阳明热盛、便秘易生成粪毒，肾坏了就会生成尿毒。还有情绪失常使身体内生出的毒，"七情化火"等。

已经形成症状的毒（病证之毒），比如传染病被称为毒痢、时毒、温毒等；身体上长出的各种痈、疮、疔、肿，大都是因为热毒壅滞，也被称为毒。

最后一种是药物之毒（药毒），一方面是指"是药三分毒"，药里面都有一定的毒性，有的药如果没有配伍，直接就是毒药；另一方面，药都有自己独特的性、味，而且有的药性子还特别烈，大寒大热，这种偏性被古人称为毒，通过这种毒性去治疗对应的病证，也可以理解为"以毒攻毒"。

我们一般所说的排毒，主要是指造成病因的毒，以及代谢循环中产生的毒。也就是指来自食物的毒、环境污染的毒和代谢循环中产生的内毒。这些毒素中的大多数，依靠我们自己的努力，是可以排除的。其他的毒，则更多要依靠专业的医师的帮助。

人体的循环代谢，首先从吸入空气、摄取食物等开始，如果食物的结构不合理、空气中有污染、环境中有辐射，机体中就可以沉积一些毒素。这些毒素再进一步影响代谢，使肝肾的解毒功能受到影响，使毒素进入血液，输送到全身，体内的垃圾就会越来越多，致病的机会也越多。

比如说女人脸上长了色斑，这是怎么回事呢？在中医看来，这就是气血走到脸上的时候被堵住了，"坏掉"的血积在皮肤下面，就是色斑。如果气血运行顺畅，脸上是不会有这些东西的。再比如腰痛腰酸，去刮痧的时候，皮下会出现紫红色、暗青色或黑色的斑点、斑块，我们就称之为"痧"。这些"痧"到底是什么东西呢？同样是败坏和废旧的血，也可以说是毒。

还有像肠道里面有宿便，血脂高了，尿里面含糖高，胆固醇多了，肝里面脂肪多了，关节里面有积液，皮肤里多了些黑色的物质，等等。这些体内的垃圾，如果我们不去管它们，最后的结果就是生病，比如高脂血症、糖尿病、脂肪肝、痛风等。如果我们注意得早，那么是可以通过自己的努力，来减少或排除的。

打个比方，在二次供水系统还不普遍的时候，高层的供水都是靠传统的蓄水池方式，也就是水从公共管道进来后，先存放在一个蓄水池里，再加压力后供给小区里的住房。这种水池和管道都比较容易被污染，过一段时间就需要清洗，才能保证卫生过关。但在平时，即使蓄水池并不卫生，我们也是很难注意到的。同样，体内的垃圾少的时候，我们的身体是感觉不到的，或者只是感觉有点不舒服。当它多起来的时候，我们就会感觉很不舒服，或者直接就生病了。我们说排毒，就是要争取在还没有生病的时候，就把这些废物、毒素给排掉，避免生病的后果，这时，排毒就像定期清洗蓄水池一样。

这些垃圾在形成的过程中，基本受四个方面的影响：错误的饮食习惯、不良的生活方式、恶劣的环境污染、异常的精神压力。我们要想排毒，也基本要从这四个方面去入手，这个在后面再细说。

大部分的毒是从嘴里进来的

在门诊接待的患者，八成以上是女性，里面又以年轻的女孩比例最高。

曾有一个女孩来看脸上的痤疮，发得很厉害，已经生成不少化脓的丘疹。她说自己看这个病有半年了，没少请假，公司已经对她很有意见，再这样下去，恐怕失业就在眼前了。

痤疮这个病虽然烦人，可也算不上是不治之症，我有点儿奇怪，就翻她之前的病历看。前面的治疗，医生的处理也都没什么问题，按说只要坚持治疗一段时间，早应该见到效果了。转念一想，我问她是在哪里上班，平时的饮食是怎样，这一问，马上知道问题出在哪儿了。

这女孩在一家小规模的贸易公司做销售，整天东奔西跑，加上收入不算多，吃饭基本上以快餐为主。而且她特别喜欢油炸类的食品，既方便又容易吃饱。平时喝水也比较少，为了省钱，一天在外面，也就喝一瓶矿泉水的样子。此外还喜欢吃辣，睡眠时间也严重不足……

我对她说，按她这样的饮食生活习惯，别说难治好，就算治好了也得反复。年轻人的痤疮多是因为湿热瘀火造成，在岭南这个地方，你每天吃油炸的东西，吃辣椒，加上少睡少喝水，体内的环境简直就是赤道上的一块沼泽地，要多湿热有多湿热，不长痤疮才奇怪呢。

其实，在资讯这么发达的时代，想了解饮食禁忌，避免出现上述情况并不难，关键还是没有真正重视，自律性也不强，也就是我们平时说的"忌不了口"。有不少患者对我说，明知道是不该吃的，可只要还没到要命的程度，还真忍不住。这样想，说白了就是侥幸心理。

前面我们说，人体内的毒素，基本上来自三个方面，除了被我们吃进去的毒，还有从被污染的空气中吸进来的毒，以及代谢中产生的毒等。代谢产生的毒，也大多跟食物相关，因此，基本上可以说，**人体内的毒素，大部分是从嘴里进来的**。

像腌制、熏制食物中的亚硝酸盐，还有来自化肥污染的亚硝酸胺，煎炸食品中的苯，没有足够清洁的带菌、病毒食品等。这些东西进入我们的体内，长期的结果往往是致病。对付这类毒，我们首先要足够了解毒源是什么，然后远离它们，防毒才是排毒的首要办法。

但很多食物，本身并没有什么毒，甚至还有很丰富的营养、能量，比如脂肪、蛋白质。这些食物，是人体所必需的，只是当我们的饮食习惯不当时，摄入它们超过我们所需时，或者身体的代谢功能出现了问题，不能对这些物质有效利用的时候，它们才会在体内成为垃圾，成为毒素的来源。相对那些明显有害的食物，这一类也更需要警惕。

比如说现在的人们，很多都习惯以动物性食物为主，过剩的蛋白质、脂类物质滞留在肠道，造成宿便和有毒的物质。这会使身体的酸碱失衡、代谢失常，产生更多的代谢废物，靠人体自身的血液和组织无法排除，进一步使血液中产生毒素，就会危害人体的健康。其实人体正常的血液，是不会给细菌和病毒太多致病机会的，有毒的、不健康的血液，才是细菌和病毒最好的环境。

管理好肠道，排毒就解决了一大半

既然体内的垃圾和毒素，最初大多数是从嘴里进来的，那么进一步来讲，只要管理好胃肠道，就能解决大部分的排毒问题。为什么这么说呢？

人体的循环代谢，基本上分成两个部分，一个是肺部的循环，供给人体必需的氧气，将二氧化碳等废物排出体外，从这个系统进入体内的毒素是直接进入肺部，我们先不去讲；另一个循环就是消化系统，包括食物的摄入、消化吸收、排泄。除了空气中所含的毒，其他毒素基本都是从食物消化、吸收和排泄这个循环代谢过程中进入人体的。

我曾见过一位中年的女性患者，脸上有严重的色斑，乍一看上去，就像是六七十岁的老人。患者就诊半个月前腹胀、呕吐，严重便秘而且肛门无排气，左上腹、肋下阵发剧痛。CT检查后，医生判断是严重的肠梗阻，而且结肠中有不少息肉，就直接让患者去做个肠镜。去肠镜室后，好半天人都没出来。后来检查的医师出来，我问了一下情况，那个医师摇摇头，说患者的宿便硬得像石头，把肠子堵住了一大截儿，肠镜硬是过不去，不敢再往下做了，怕肠腔扩张太厉害，造成穿孔就麻烦了。

这位患者先办了住院手续，吊了几天营养液，插了胃管减压，又用油润滑肠道，用了很多种办法，才把宿便排空，使病情得到缓解。

如果有可能，我真想把那些宿便的照片发到网上，告诉所有的人，一定要预防便秘，绝不要让粪便在自己体内待太久。

人吃的食物，一般来说在胃里最多待五六个小时，在肠道里也不会超过10个小时，正常情况下，人每天排便一两次才对。但有的人好几天，甚至一星期才排一次便，这些本该丢弃的废物就会滞留在体内，形成所谓的宿便。这些宿便中含有的蛋白质和脂肪等物质，在这段"非法滞留"期间，会在肠道中腐败并产生有毒物质，再被肠道所吸收，随着血液送到全身各处，对体内的各个脏器产生坏作用，使代谢出现放慢、异常等问题。刚才那位患者，如果及早地从胃肠道入手，把脾胃调理好，绝不会出现如此严重的病情，更不至于发展到肠梗阻的地步。

很多人的色斑问题也和宿便有关。中医认为，色斑多因肝肾不足或肝郁脾虚而生。用西医的话来说，就是代谢出了问题，皮肤上的营养供应不上，细胞过度氧化形成的。

虽然宿便的害处，还没有全部被我们所认识，但有研究表明，长期便秘的人，其结肠发生病变的概率，远远超过不便秘的人。这已经足够告诉我们，宿便具备相当的毒性。留在身体里，不仅使肠道环境变得很脏，诱发憩室、息肉，还能造成肠梗阻、痔疮，让心血管患者面临危险，使肠道更容易发炎和产生其他病变。

但是，并不是只要胃肠健全，人的排毒问题就能全部解决。调理胃肠，只是进行排毒的第一步。最近有媒体报道说，有些专家出来澄清了十大广为流传的养生误区，其中之一就是所谓"宿便"。主要的观点，就是医学界并没有正式地承认宿便这个概念。这个观点我多少有点儿不认同，因为以前没有承认过，没有正式写在教科书里，并不代表着这个概念就完全是错的，我们主要还是要看内容，以及这个概念的提出，是为什么而用的。当然，一味地去强调这个概念，把它绝对化，并打着这个幌子去卖相应的商品来牟利，就更是要反对的。就像上面说的，有些人说胃肠养好了，排毒的问题就全部解决了，这样说就是很片面的。

在中医看来，人体吸收的东西有两种，一种是需要保存的精华，一种是需要抛弃的糟粕。人体摄入饮食后，通过脾胃的升清降浊作用，由小肠吸收走精华，包括毒素在内的糟粕则进入大肠，最后排出体外。在整个循环代谢过程中，排尿、排便都是人排毒的重要方式，出汗、流泪、呼吸、月经等生理活动，也是排毒的重要途径。很多脏腑也参与到解毒和排毒中，像肝脏就能有效处理有毒副作用的物质，是人体最大的解毒器官，大肠是最主要的排毒通道，肾脏的主要作用则是对血液进行过滤，将废物滤入尿液排出体外。

人体自身是一个非常精密的排毒系统。我们需要做的，是帮助人体维护好这个系统，让它正常地运作。之所以强调调理胃肠，是因为它是循环代谢的开始阶段，把胃肠管理好了，进入人体血液、细胞的毒素就会大大降低，体内的其他脏器都会减少负担。

不给肠胃吃东西，就能把毒排干净吗

有些年轻的女孩，尤其是想要减肥的女孩，会容易这样想：既然身体里的毒是饮食产生的废物，那么我暂时不吃东西，或者只吃很少的东西，好让身体把体内的有毒物质都排出来。用这种只出不进的办法，总剩不下什么废物了吧？这样就能管理好胃肠，排好毒了吧？

这样的想法，乍一看是挺有道理的。这个理论好像是说，人体是一瓶被人遗忘的水，一直不去管它，就会是死水一潭，越来越污浊和发臭，成了不折不扣的毒素。如果你把水倒出去，不再装水，不就干净了吗？

但是，这个比喻是不对的。要知道人是一个有机体，人体的毒素也不是一潭死水这么简单，把它放走就完了。

其实，人体更像是一个天然湖泊，有进的水，也有出的水，这个循环代谢保持正常，湖水就会清澈，生机盎然。如果出了问题，只进不出或者只出不进，都会出现问题。只进不出就会决堤，把旁边给淹了；只出不进，湖很快就干了。我们想给身体排毒，是要维护这个湖正常的生态，让它保持正常的代谢循环，而不是把它给弄垮了，弄干了。

人体是一个有机的整体，有它自我运作的机制，不能靠主观臆想来随便干涉它。拿断食来说，危害其实很大的。因为人的身体有一套自我调节机制，会根据能量的摄入自动调节代谢的速度。意思是说，人吃得少了，身体会自然减少消耗，放慢代谢速度，尽量避免供不应求的状态。断食本来是想借着代谢的功能，把废物和毒素排除出去，但现在代谢和排毒的速度反倒放慢了，这排毒的效果还能保证吗？

当然，如果断食的时间足够久的话，人体不管代谢得多慢，总还是在消耗的。但过长时间的断食，是很危险的。随着营养的缺乏，最开始会出现维生素和矿物质的大量流失，身体出现虚弱的症状。继续坚持断食，体内的能量和蛋白质会告急，皮下脂肪和部分肌肉也开始被消耗，部分内脏器官也会逐步萎缩，对身体健康带来巨大的伤害。身体功能的紊乱，还会对内分泌造成严重的影响，造成内分泌失调。至于对肠道黏膜和各种酶分泌的影响，就更不在话下了。

通过长期的断食或节食来进行排毒和减肥，可能会引起这样几个问题：缺铁性贫血、精神性厌食、肢体水肿、甲状腺功能紊乱。

对于平时营养过剩的人来说，短期的断食有一定的好处。有些人的血脂水平得到下降，有些人的便秘症状被缓解，腹部经常有饱胀不适的人感觉舒服了。对于这类有特别需求的人，在专业医生的监督下，是可以适当通过节食来调节身体的。但节食和断食不应该作为排毒的主要手段，尤其是如果断食的时间过长，不仅无法刺激身体排出毒素，还可能对健康造成严重的危害。

只要把大便排出去，排毒就成功了吗

不少女性知道痤疮、色斑等皮肤问题，是由体内的毒素引起的，这个看法大致上没有错。但很多人以为，这些引起皮肤问题的毒素，都存积在肠道中，只要把便秘问题解决掉，大便通畅了，皮肤就会好起来了。所以她们就吃那些通便的食物，比如香蕉、火龙果、蜂蜜，认为这就能治疗一切皮肤问题。

几乎所有关于排毒的书，也都把排毒和排便联系在一起。包括现在市面上很多宣称排毒、解毒、化毒、驱毒的保健品或药品，都将排便作为主要功能，这在无形中给人们一种印象，排毒其实就是排便。

认为通便就是排毒，这不是完全的错误。前面说过，管理好胃肠道，排毒问题就解决了一大半。肠道中的废物（食物残渣）积累下来，不能及时排出去，就会成为宿便。便秘容易诱发痔疮、肠梗阻，跟失眠、色斑、暗疮等症状也有紧密的关系。因此，排便确实是排毒重要的一个环节。但是仅仅排出宿便，解决了便秘，并不意味着排毒就全部完成了。如果是这样，那也不用讲什么调理胃肠了，直接叫疏通肠胃好了。

我曾看过一位患者，来看病之前，她已经有一段时间的习惯性腹泻，怀疑自己是不是肠道有什么大问题了，担心有肿瘤之类，就来医院检查。

她说自己以前从书上看到过宿便的危害，也知道排毒有好处。后来因为脸上长黄褐斑，联想到自己又比较胖，平时大便比较少，就觉得是体内积了毒素，需要解决排便的问题。从药房买了些润肠通便的保健药，起初真的很有效，只要吃了就想上厕所。但过了段时间，发现效果不行了，必须要多吃才行，不知不觉就形成了习惯。

经过肠镜检查，患者的肠道上有不少黄黑相间的斑纹，肠道黏膜已经出现了损伤，有结肠黑变病的早期特征。除此之外，患者有严重的脾虚湿盛症状，脸上的黄褐斑主要跟湿盛有关。我让她以后再不要吃这类药了，先吃些中药把脾好好补补，再这样下去，真的会像她担心的那样，结肠会发生严重病变的。

女人脸上的黄褐斑，形成的主要原因跟内分泌、女性激素失调有关，具体原因则是多方面的。体质的酸碱失调，如体质偏酸，或因为营养不良、缺乏维生素，都会导致新陈代谢缓慢，引起色素沉着，形成斑点。中医认为黄褐斑常常与体内湿邪过盛有关，而湿盛也会使脾胃运化无力，但这并不是说，你把大便弄通畅了，黄褐斑就自然会消失，这样去看问题就太简单了。

排便只是排毒的一部分内容，绝非全部。更准确地说，排便是排毒的初级阶段，而排毒是一个系统、全面的工程。排便只是排出毒素众多方式中的一种，除了排出毒素外，还要进行解毒和调补，才能实现综合排毒的需要，达到追求健康的目的。

我们之前强调对胃肠道的管理，胃肠道其实就是一个综合的系统。比如你的饮食结构合理了，进入肠道的食物提供的营养比较均衡，代谢顺畅而有活力，就从源头上解决了问题；还要注意调整自己的情绪，避免不良情绪对脾胃造成影响；还需保持适当的运动，因为运动能使人的阳气上升，全身的免疫系统得到加强，还能增加肠胃的蠕动能力。也就是说，对肠胃的管理，延伸开来，其实是对全身的综合管理，绝不是指排便这么简单。

目前市面上大多数以排毒为主打功能的产品，不管是保健品还是药品，其中主要的成分，大都是冲着清肠排便去的。消费者刚开始使用的时候，确实有效果（因为是不折不扣的泻药），大便顺畅了，就觉得体内的毒被顺利排出来了。但时间一长，大多数会像我们前面讲的那位患者一样，一是形成了药物依赖，不吃药就便秘，便秘的情况比服药以前还厉害；二是使用久了，肠道的功能被严重损害，逐渐形成真正的病变，比如前面提到这位患者，就有结肠黑变病的迹象。

最近有一款排毒产品，由于其中的大黄成分，被国家禁止。其实，这类号称排毒养颜、排毒减肥、排毒清肠等类似的产品，其主要成分大多类似，不外乎大黄、芦荟、决明子、番泻叶……它们都含有蒽醌类化合物，其主要的作用是刺激结肠蠕动，促进人体排便。即使有些产品标榜自己"不含泻药""完全天然草本成分"，可是实质上还是泻药。

这并不是说，这些都是坏东西。事实上从中草物中提取的蒽醌类化合物，除了促进肠蠕动外，还有止血、利尿等作用，如果利用得当，是很好的药物。问题是，不能不加区分地随便滥用。

前面说过的病例中，患者就是在服用类似药物后，出现了结肠黑变病的早期症状，这是长期服用这类药物的一个明显副作用。有些学者甚至称之为癌前病变，因为有这种结肠黑变病的患者，容易发生结肠息肉，甚至是结肠癌。这种说法现在还有待进一步证实，但擅自长期使用这类药物的危险性，已经是相当明确的。

排毒不等于吃泻药。泻药也不能乱吃。即使要吃泻药，也应该尽可能地在医生的指导下使用，明确自己的体质、便秘的原因和类型，再决定使用哪种药物。要提醒的是，吃一次泻药将肠道排空后，往往需要3～4天结肠才会重新充满，所以没必要每天都吃泻药。如果是对症的泻药，有效果以后要服足用药疗程，再慢慢减量，使肠道真正得到调理，而不是有效就停，再犯再用，这样久而久之更容易产生耐药性。孕妇、小儿和老年人等特殊人群，体质较特殊，使用泻药尤其要注意，更不能随意服用，需要在医生指导下使用。

给肠子洗洗澡，毒就清除干净了吗

在五花八门的排毒方法中，可能最让人迷惑的就是灌肠法，或者称为大肠水疗。

提倡大肠水疗的人，首先会标榜这个方法是国际流行的、最新的排毒保健方法，是利用专业的清肠仪器清除体内毒素，定期对身体进行大扫除（言外之意是，你可以不做其他措施，定期来扫除一次，体内就没有毒素了）。

其次他们会说，经过洗肠后，每次会排除废物多少多少克，将体内积存的过剩糖分和脂肪统统扫除干净，加速血液循环，促使脂肪分解和溶化，清除粪便囤积的细菌、病毒、寄生虫，预防肠癌、便秘、腹泻、结肠炎、寄生虫感染、肠无力、口臭、痔疮……男女均宜，既养颜美容又治病强身，实为排毒的好方法（意思是说，大肠水疗的好处实在太多了，不做你就落伍了，赶快来吧）。

提倡大肠水疗的人还会举例，如长寿而且驻颜有术的宋美龄女士，一辈子都坚持不懈地进行大肠水疗，所以她才会青春永驻、健康长寿（意思是说，这不是我们瞎编的，有实例在前，不管你信不信，我信）。

说得这么神，大肠水疗实际上做的是什么呢？大肠水疗其实是对近两米长的结肠，用温水进行冲洗，刺激肠蠕动，排出肠内的物质。在这个过程里，不管肠内有什么东西，都一股脑地给你弄出来。肠子里面除了废物，还有什么？乳酸菌！

大家可能都注意到了，近两年市场上突然冒出了一大堆的号称乳酸菌的饮料，而在以前，我们接触到的乳酸菌产品大概只有香港的"益力多"，再就是酸奶了。为什么最近会一拥而上地都来做乳酸菌产品呢？

这是因为，经过对乳酸菌的研究，人们逐渐发现，乳酸菌是对人体好处很多的有益菌。越是长寿的人，体内的乳酸菌就越多。乳酸菌并不是一个具体的细菌名称，而是指用糖类来制造乳酸的细菌的总称。我们看酸奶上经常标明含有"保加利亚菌"，就是因为研究人员发现，在保加利亚有一些地区存在长寿村，这些长寿的人群有喝酸奶的习惯，所以这样来命名其中的一种乳酸菌。

乳酸菌在肠道中，可以维持肠道的菌群生态平衡，帮助肠道消化和吸收，抵制有害物质和病原菌，还能合成维生素，提高免疫力（分泌能杀死癌细胞的酶），对息肉和大肠癌有正面作用，减少尿毒素等。

可以说，肠道内的乳酸菌是人体宝贵的资源，而大肠水疗无差别地排出肠胃物质，对乳酸菌是严重的破坏。

大肠水疗作为一种特别的医疗手段，有它的正面作用。比如顽固型便秘，在其他办法都无效的情况下，通过灌肠，是能得到缓解的。但是把大肠水疗当成了适用于任何人的日常排毒手段，在没有专业医生指导的情况下使用，是不对的。

给自己的身体解毒，要从四个方面抓起

前面我们讲了，排毒首先要管理好自己的胃肠，同时也列举了一些排毒的误区。那么，要真正有效、正确地排毒，并且要自己能在家就做，马上就可以开始的排毒护理，到底应该怎样呢？

让我们回到刚开始的时候提出的观点："这些垃圾在形成的过程中，基本受四个方面的影响：错误的饮食习惯、不良生活方式、恶劣的环境污染、异常的精神压力。我们要想排毒，也基本要从这四个方面去入手。"

如何从这四个方面去入手呢？

　　首先，饮食要均衡。植物性食物多吃一些，动物性食物少吃一些。

　　比起从前，现代人的健康观念要进步多了，很多人都在讲饮食均衡。但到底怎样吃才算是均衡了呢？在《中国居民膳食指南》中，对成年人每天的平衡膳食有比较具体的指导，这里简略列举一些：

　　油25～30克，盐6克；

　　奶类及奶制品300克，大豆类及坚果30～50克；

　　畜禽肉类50～75克，鱼虾类75～100克，蛋类25～50克；

　　蔬菜类300～500克，水果类200～400克；

　　谷类薯类及杂豆250～400克，水1 200毫升。

　　在日本新谷弘实教授的书中，他对健康膳食的建议是：

　　动物性食物10%～15%，这包括鱼贝类、肉禽蛋奶等，建议每天不要超过100克；

　　植物性食物85%～90%，包括谷物、蔬菜、水果等。

　　通过对比，我们可以发现前者的动物性食物的比例，要高于后者。

　　我对此的理解是，对于中国人的平均水平来说，动物性食物带来的危害还没有发达国家那么明显，所以建议的指标也有所不同。其实，动物性食物如果超过30%，就容易带来各种健康问题。比如使肠道的环境变差，胆固醇增高，肥胖，以及患糖尿病、高血脂、高血压、中风的概率加大，也更容易患上恶性肿瘤和心脏病。而这些病症，都跟我们所说的身体内的毒有关。

而植物性食物，不仅使代谢更正常，肠道环境更好，降低心脑血管疾病的发病率，研究还发现，植物性食物对控制一些化学物质的毒性和致癌作用，有着意想不到的作用。

就算不理会这些复杂的知识，仅仅在常识上来理解，喜欢吃素的人体形更苗条紧致，喜欢大鱼大肉的人更容易肥胖，女人们如果不想将来为了肥胖发愁，光是冲着这一点，也应该将自己的饮食习惯调整一下。

第二，生活习惯要好。重点是让自己多运动、多睡觉。

这里说的多运动，并不是让大家成为运动员，只是保持一个日常性的运动习惯。早上早起一小会儿，跑上几圈，是很好的有氧运动，还有促排便的功效。晚上快步走几圈，对睡眠非常有好处。多睡觉也不是让大家都睡到自然醒，在都市里生活，这样提倡等于说胡话，但对于贪玩、过于搏命工作的人，我还是提议大家，千万要给自己留够睡觉的时间，每天睡觉少于八小时，身体是很难恢复过来的。

中国古语说"流水不腐，户枢不蠹"，意思就是，流动的水不会臭，常开合的门不会蛀。水在流动过程中，不断进行着新旧交换。把废旧的、腐烂的东西不断地送走，迎来新鲜的水源，这样的水当然就不会臭了。健康的人体就和这样的水一样，排毒的系统运作良好，身体里就不会有多余的垃圾，自然也就不会产生毒素，就算偶尔摄入了毒素，也会很快被排除掉。

中医讲"久卧伤气"，也是说不运动的坏处。气属阳，具有推动、温煦和生血的作用，像现在的很多宅男宅女，成天对着电脑和智能手机，一天下来也不见得动几下，连做家务都懒得做，很多人都属于阳虚，冬天怕冷，四肢不温。阳气虚，人哪来的活力呢？气血的运行速度比别人慢，代谢慢慢就不正常了，体内的垃圾自然也会增多。我认识的有宅习惯的人，脾胃很少有好的，多半都有便秘的问题。

再来说说睡眠，这也是排毒不能缺少的。

世间万物的生长，讲究的就是一种时序性。"春有百花秋有月，夏有凉风冬有雪。"这就是四季的生物钟。假如夏天飞雪，冬天暴热，就会大事不妙了。同样，日出而作，日落而息，一日三餐，生老病死，这就是人体的生物钟。一旦违反，轻则肢体疲劳，重则百病缠身。

　　我曾经注意过"人体十二时辰排毒法"。里面提出了每个器官都有它的"排毒时间"，千万不要在相应的排毒时间，打扰其运作。例如肝脏是在1:00～3:00开始排毒，那么这段时间就一定要休息，不能熬夜。这种提法当然有其商榷处，但它的主旨无非是劝人按时作息，不能违反正常的人体生物钟，出发点是好的。

　　人体的每个脏器的确有不同的活动规律，脏器活动旺盛的时间是和人的作息相关的，比如说大肠经的运作在清晨比较活跃，这个时候我们刚起床，或者是刚吃过早餐，肠的蠕动比较快，会不由自主想去上厕所。我们如果有一个正确的作息观念，建立起健康的生物钟，整个身体系统的代谢就会比较正常，就不容易在身体里积蓄毒素了。

　　当然了，每个人具体情况不同。所谓生物钟，不是让你去按照某个刻板的时间表去生活。而是让你寻找合适自己的一种作息规律。

　　有一位女士曾经问过我，人家老说不要超过11点休息，可我实在是要到12点以后才有睡意。11点睡反而第二天周身疲倦，怎么办呢？我的回答是，那就12点睡就好了。因为这才是最适合她的生物钟，只有按照这样实行，她的精神才是最活跃的，体力才是最充沛的。总之，按照自己感到最舒适的法子、有规律的生活便是。但如果你按照目前的作息生活，结果早上总是顶着黑眼圈儿去上班，那说明你现在的作息规律肯定不行，必须要改过来。

第三，选择有利健康的环境。

生活在城市里的人，尤其是广大的女性，大多数都有亚健康的问题。导致亚健康问题的主要原因，是循环代谢变慢，变得不顺畅了。过去，一个女人出现色斑等问题，可能要到五六十岁，现在三四十岁就可能有了，为什么呢？用俗话说，就是现代人老得早了，早衰。因为人老了，体内抗氧化的成分就少了（排毒的能力减弱了），色斑就是被氧化的皮肤组织（皮肤中的垃圾和毒素）。

亚健康虽然也跟饮食、运动等相关，但对女人来说，环境和精神的压力也是不容忽视的，这些因素都严重地影响了她们的代谢。

拿城市的整体系统来比方，电路老化了，供水系统不干净了，下水道有堵塞现象，道路不够宽不够畅通，交通压力越来越大，绿化也不好，空气变得没有以前干净，这些一方面是因为基础设施陈旧，另外一方面就是垃圾和废物太多。换到人身上，就是代谢出现了问题，机体没有年轻时那么有活力，体内的毒素也在增加，就越来越容易出现偏头痛、失眠、黑色素沉积等亚健康问题。

前一阵儿，我遇到一位好久没联系的朋友，聊了几句，得知她卖掉了市中心的房子，搬到远郊的一个区去了。说实话，心里还是有点儿吃惊，因为她还在中心区上班，而且原来的房子有学位，交通非常方便，下这样的决心可不容易。

问起原因，并不是我预料的经济问题，也不是换了工作，而是实在厌烦了那里的环境。晚上车流量比白天少不了多少，加上附近有一些娱乐场所，各种噪声和灯光带来的干扰，一直困扰着她的睡眠。本来工作压力就特别大，再休息不好，感觉人整个都要崩溃了。

她说在城里住的那段时间，人总是犯困，还有非常严重的偏头痛。有一阵子肩背疼得要命，她去了一个中医馆做刮痧，医生刮完后拿着一面镜子给她看，肩背部位满满的都是刮出的痧，黑乎乎地连成了片。从那以后，她就下决心要搬家。

这里简单地介绍一下刮痧，这是中医的一种传统疗法，就是用一些边缘比较光滑的器具，比如牛角、玉石做成的刮痧板，或硬币、勺子等简易用具，在身体的局部进行刮拭，起到疏通经络、活血化瘀的作用。用现代医学的话说，就是扩张毛细血管，促进血液循环和身体代谢的疗法。

前面我们提到过，刮痧之后皮下出现紫红色、暗青或黑色的斑点、斑块，我们就称之为"痧"。我们知道，如果身体处于健康状态，各脏腑器官功能和代谢应该是正常的。如果健康出现了问题，首先会表现为代谢的失常，某些代谢的产物就会滞留在体内，形成微循环障碍。这些因为健康出现问题滞留在体内的代谢产物，我们称之为病理产物，其实就是身体里的毒素，会使细胞缺氧老化，也影响毛细血管的通透性。

这种情况下，并不一定会马上让机体生病，但长期的代谢障碍，人一定会处于亚健康状态，感觉各种不舒服，并且会慢慢衰老。比如我这位朋友，她的肩背疼痛，其实就是微循环出现了障碍。我们在含有病理产物，也就是毒素的部位刮痧时，因为那个地方的毛细血管通透性是有问题的，很容易破裂，含有毒素的血液这里会渗出来，这种渗出毛细血管之外，暂时积存在皮下组织间的含毒血液就是"痧"。在中医看来，这些渗出的血是离经之血，含有毒素的废血。

刮出来的"痧"，在一段时间后，颜色会逐渐变浅直至消失，是毒素被身体吸收了吗？不是，它们是被体内具有免疫功能的细胞分解，并且排出了体外。以刮痧为代表的中医传统疗法，基本不治疗急重病，但对亚健康来说，却是非常好的治疗手段，原理就是它促进了局部的微循环，有排毒的作用。

朋友搬家后，用她的话来说，就像整个换了个人。因为新搬的地方绿化面积很大，还有一个面积惊人的中心湖区，首先是空气变得非常好，光污染、噪声污染这些问题一概不存在，晚上睡得非常香。再就是因为环境优美，她喜欢上了早起跑步和晚上的散步，沿着湖边走一圈儿就是两三公里，锻炼的效果不用多说。睡眠好了、运动量有了，精神上的压力也大大地缓解了，可以说，不管是从生理上还是心理上，她已经进入了一个良性的循环。

我问她上班会不会觉得时间太久，她说现在全都有高速，早上稍微提前一点儿时间，路上并不会堵，感觉比以前的途中时间仅仅多了十来分钟。这短短的十来分钟，却为她赢得了太多的东西，实在是太值了。

最后，千万别忽视情绪排毒。

在身体脏器排毒之外，精神因素，或者中医所称的"情志"，对排毒也有非常重要的影响。

肿瘤科的同事经常说，患上肿瘤的患者，很多都不是被病给害死的，而是被病给吓死的。其他科室的同事们，也说到患者对医师的信任常常在治疗过程中起着重要作用。为什么呢？因为情绪不光是让人开心不开心这么简单，它会直接地影响到体内的代谢、运作，会让机体活泼或者郁闷，积极或者消极。有些病并不小，患者比较乐观，不当自己是患者，结果莫名其妙就好了，医生都查不出原因在哪儿。有些病并不大，但患者自己先忧虑得不行，结果治疗的效果大打折扣，病程拖延得很长，患者和医生都发愁。

　　一位爱生气的女人，即使原本长得不错，大家也会觉得丑，为什么呢？因为这样的人大家都不愿意去接近，心理上会自然将她归类到丑上去。情绪常常处于恶劣状态，精神压力超大，还很容易患上胃病、痛经，以及容易形成阴虚火旺的体质，脸上长痘痘等。更严重的是，这样的精神状态，人会更容易患上肿瘤等疾病。好的情绪会治病，不好的情绪则会致病，真希望姐妹们都能领会这个道理。

　　中医常说"怒伤肝、喜伤心、思伤脾、忧伤肺、恐伤肾"，很早就注意到情志（精神因素）对健康的影响。简单来说，身体内的主要脏器，大多具有重要的排毒功能，但像"喜怒忧思悲恐惊"等七情过激，都会损伤脏器，使它们的正常功能发生障碍。这种情况下，排毒还会正常进行吗？毒素因此积累在身体里，生病就是理所当然了。

前两年，苹果公司的CEO乔布斯去世，举世震惊。这在很多美国医生看来都很难理解。乔布斯是一个十分严格的素食者，为何还是过早地离开人世了呢？但在中医看来，这却比较容易理解。大家知道，乔布斯是一个经常容易大发雷霆的人。中医上怎么说？怒伤肝！乔布斯患的是胰腺癌，这在中医正好属于肝、脾疾病的范畴。一个容易发怒的人，肝怎么会好呢？

同样是美国，有一部脍炙人口的短篇小说，叫做《最后一片叶子》。主角问医生，她垂危的朋友痊愈的机会有多大。医生说，假如这个人已经绝望，那么治愈的机会就只有百分之十，但如果她内心乐观，充满希望，机会就变成百分之五十了。

悲观、暴怒、妒忌、失望、怨恨这些全部都是精神上的毒素，看上去虚无缥缈，但却是实实在在地决定着人们的健康和生死。作为女人，懂得精神排毒的重要性，多在生活中寻找些物质之外的寄托，建立起乐观豁达的生活态度，其实比吃多少补品、用昂贵的化妆品，要对自己好得多。

从这一点上来讲，乐观其实就是最好的药，因为乐观，人就有了希望，不再执著小小的得失，心理上放松了，那些因为生气积累的毒素就不会来，身体里原有的毒素，也会尽快地排出去。

当我们改变不了环境时，可以选择避开它，重新选择适合的环境。当我们面对巨大的精神压力时，首先不能慌张，要仔细想想自己要的是什么，怎样让自己平静下来。需要记住的是，不管我们追求的东西是什么，内心快乐才是最终的目标。

第二章

润肠篇：便秘会让女人越来越不好看

胃肠等消化系统，是人体与外界交换物质的重要场所，吃的东西进来，废弃的东西排掉，自古华山一条路，没有别的选择。

有人说肠道是人体最大的免疫系统，也有人说脾脏是最大的免疫系统，这些看法自有侧重，我们不用纠结，单从排毒的角度来看，说肠道是最重要的排毒管道，最起码是没错的。还是那句话，管理好胃肠，排毒就解决了一大半。

肠道整洁的女人，脸上才会整洁

既然我们将肠道的排毒，作为本书的一个重点来讲，那就有必要详细地了解一下，看看它们是如何进行排毒的。

从生理结构来讲，人的肠道约7～9米，千褶百皱，平均每3.5厘米就有一个弯，大家可以算算，这得多少个弯儿。弯道多，就意味着这种地方提不起速，每天有源源不断的食物残渣进入这里，缓慢地向前运动，夹杂着各种代谢的废物，很容易滞留在这些弯道中，使交通更加拥堵。对于便秘的人来说，肠道内滞留的垃圾还要更多。存积的垃圾生成的毒素长期与肠道接触，一方面有害物质通过血液重新进入循环，增加内脏的排毒负担，还会对肠道形成刺激，引发诸如结肠癌等疾病；另一方面，还会影响肠道对营养物质的吸收，导致营养不良。

肠道的环境这么恶劣，卫生工作压力这么大，它是怎么应付的呢？

如果用显微镜观察，在小肠和大肠的肠壁上，铺满了一层绒毛细胞。将它们展开，足足能够铺满大半个足球场。这些绒毛细胞的作用很多，最基本的作用是消化和吸收。还可以阻止肠道中的有害物质进入细胞和血液系统。这是身体防卫毒素的第一个环节，先尽量把垃圾和体内其他的部分隔离开。

另外小肠肠壁还有一种很特殊的构造，肉眼看起来是一坨一坨的团块，它们就是淋巴囊。这些淋巴囊的任务，是侦测食物中的病菌和抗原。如果发现有病菌和抗原，就立刻将它们消灭。这是体内免疫系统的一部分，好像人体的社区警察，专门负责维持小肠附近的"治安"。有趣的是，动物体内的这些"社区警察"，要比人类强大得多，因此它们生吃食物也完全不用担心其中的毒素。这是人体抵御毒素的第二个环节，侦察和消灭有害的毒素。

比起小肠来，大肠的排毒功能更为重要。小肠主要是负责吸收，大肠则几乎完全是一个排毒的管道。它负责将食物残渣"制造"成粪便，并通过强大的蠕动力，慢慢将食物一段一段地移至直肠和肛门口，直肠里的粪便积累到一定程度，人就会有强烈的便意，想去上厕所了。这是人体消灭毒素的第三个环节，把多余的东西尽量排出体外，免生后患。

粪便产生的毒素，主要就是集中在大肠。

我们前面讲过动物性食物和植物性食物的区别，如果日常饮食中，动物性食物超过30%，进入大肠的食物残渣中，就会有多余的脂肪和蛋白质等，容易形成便秘，连放的屁都特别臭。而且这些成分里的水分被肠道吸收后，使得大便更容易干燥，导致大便在肠道中每向前挪动一步，都要大肠花费更多的力气。

植物性的食物正相反，它们大多含有丰富的纤维素（比如豆类的纤维素是最丰富的）。食用大量的植物性食物，可以让大肠中的食物残渣更容易吸收水分，形成健康水润的便便，很容易就排出去了。

如果动物性食物吃得太多，或者喝水太少导致便秘，后果会在肠道里积攒宿便，形成一个很脏的肠道环境。

大家想一想，我们的房子中，什么地方最容易滋生细菌和毒素？厨房！因为这里的温度一般比其他房间更高，也更湿润，而温暖湿润的环境，正是各种微生物的最爱。肠道的环境也是这样，它既有这样合适的温度、湿度条件，又积累着足够的粪便，结果就很容易滋生毒素，生出息肉、憩室，刺激肠道发炎，产生很多疾病。

我在《一万种补水方法》中讲过，女人如果拥有光滑的子宫，就会有一张光滑水润的脸。其实肠道也是一样的。一条丑陋污浊的肠道，也会影响女人的面容。

人们的代谢系统都是紧密关联的，作为后天之本的脾胃（也就是消化系统），处于循环代谢的上游，皮肤处于代谢的下游。如果上游受到污染，下游的水也不会干净。人的代谢系统也是一样。如果脾胃代谢不好，充满了毒素，皮肤就会受到影响，容易出现色斑等皮肤问题。像面部雀斑、粉刺、脓疱、疙瘩、皮肤粗糙等皮肤问题，细究起来跟便秘都有一定的联系。

唐代伟大医药家孙思邈在其《千金要方》中记述："便难之人，其面多晦。"意思就是，**便秘的人脸色多半暗沉，没有光泽**。中医讲"欲无病，肠无渣；欲长寿，肠常清"，意思就是想要没病，排便很重要，想要长寿，就要把肠道清理干净。

可见，肠道是否整洁，对女人的健康和美容都非常重要。

肠子喜润恶燥，解决便秘最重要

我们在前面列举一些排毒误区时讲，有些关于排毒的书里，把大便等同于毒，把排便等同于排毒。这些说法信誓旦旦、绘声绘色，不由你不信。比如说粪便中有多少多少种类的毒，服用了他们的排毒养颜药物，哗，毒马上就给排出来了，要不了多久，脸上就会变得光洁美丽，宛如少女。

但严格来说，这个说法太过绝对和狭隘，有故意误导的嫌疑。食物经过消化吸收后，在结肠（大肠）内形成的食物残渣，在没有便秘的时候，并不含有多少毒素。只是在不能及时排便、习惯性便秘后，这些存在于结肠内的垃圾，才会产生毒素并危害到人体。

结肠就像人体的一个垃圾桶，我们在垃圾桶里扔了一袋垃圾，只要清洁工能及时把它清走，问题就不会太大。如果清洁工生病或休息了，几天都不来，天气还特别湿热，垃圾一直放在那儿，味道越来越刺鼻，苍蝇蚊子都来了，这才会产生毒素。要是后面还不断地往里扔垃圾，桶都堆满了，开始流出带着恶臭的脏水，这时候你给人家说这里没有毒，都没有人信。

讲了这么多，那么多长时间排一次便才算是正常，才不用担心粪便存积在肠道呢？

　　一般来说，吃进去的东西在肚子里转一圈儿再排出去，这个周期大概是24～36小时，也就是一天或一天半的工夫。但每个人的循环代谢能力有一定的差异，如果你两天大便一次，是不是就不正常呢？也不是，有可能是你的代谢速度比别人慢了一点儿，如果没有引起什么异常，也不用担心。但如果总是三天以上，甚至一周才大便一次，那肯定是不正常的，要引起足够的重视了。

　　我们可以说，**要想管理好肠道，让肠道发挥它的排毒功能，首先要解决的就是便秘问题**。那么，要想跟便秘划清界限，除了前面我们一再提到的饮食均衡，多吃植物性食物外，还需要注意什么问题呢？这里其他的暂不讲，首先来讲讲润肠。

　　我们再次关注一下肠道的运作过程。食物的消化吸收从口腔开始，经过胃、十二指肠、小肠、结肠、直肠后，食物残渣和脱落的肠表皮细胞等形成粪便，就从肛门排出体外了。整个过程中，绝大部分营养成分是在小肠被人体吸收的，结肠主要吸收水分，结肠内的细菌则对食物残渣进行分解，为最后的排便做准备。

　　我们经常强调**人每天要喝足量的水**，因为其中有相当一部分水分是供给结肠来吸取的，也就是润肠。如果饮水量太少，肠子都喝不饱、不润泽，大便肯定是干燥的，排便就会有难度。中医讲肠道喜润恶燥，就是这个道理。有空的时候就多喝几杯水，不仅促进肠道的蠕动，减少粪便前行的阻力，对皮肤也非常有好处，补水啊！

还需要注意的一个细节，就是不要憋着不上厕所。

被分解处理过的食物残渣堆积到一定程度，差不多满了，会产生压力，肠壁上的感受器就会给大脑发一个信号，告诉它"这儿的垃圾满了，得排了"，大脑收到这份报告，就会产生便意。这个时候，人应该马上去厕所，痛快地把大便排出去，而不是在心里找各种各样的理由，对肠胃说"你再待一会儿，我这儿正忙活着呢，等下再解决你的问题"。这种推三阻四的态度，往往是便秘形成的原因之一。

有一次同学聚会的时候，有位老同学问我，说自己平时吃蔬菜水果也不少，对粗粮也不反感，为什么还会有便秘呢？我知道她在邻市上班，每天要开车上高速，就问她是不是平时喝水少，还总忍着不上厕所？她瞪大了眼睛说对啊，因为总开车上班，怕上厕所就不敢放开喝水。路上想上厕所的时候，也总想着快到单位了，到时候再拿份报纸悠闲地去上。

　　问题就出在这儿，**解决便秘不光是饮食结构要好，肠子要润，及时上厕所也很重要**。这就像谈恋爱一样，一方兴致正浓的时候，另一方应该马上回应。如果回应慢了，对方受了打击，兴致也就不高了。次数一多，想再找回当初的激情就不容易了。排便也是一样，你总不回应肠胃的排便信号，时间一长，肠胃也失去了排便的兴趣，等你再想排便了，也不容易排出来了。

　　还有一种情况也值得注意，就是女性朋友常常为了减肥，吃得太少，肠道里面经常是没有任何东西可以排出，它自然就不会蠕动了。久而久之，肠胃蠕动的功能也会慢慢减弱，形成便秘。因此减肥的时候，适当节食可以，但不能节食过度。

大便健康自检表

肠道健康者的大便	肠道不健康者的大便
量多	量少
质软	干燥或水样便
不怎么臭	很臭
成形并可漂浮在水面上	沉入水底的硬块或稀便
几分钟就完成排便	排便时间需十分钟或更久
一天1～2次或两天1次	每周排便少于3次

便秘最爱惹女人，记得酸奶是个宝

为什么我在讲女性排毒、肠道的管理时，会特别强调便秘呢？因为便秘这个东西特别喜欢招惹女人。前不久，有权威机构对我国五个城市居民的便秘流行情况进行了调查，结果发现女性患病率是男性的两倍，全国约有数千万名女性受慢性便秘困扰。

这里顺便提一句，北方人患便秘的概率要高于南方，跟气候和生活习惯都有关系。例如，北方城市天气干燥，饮食偏干，喝汤的习惯没有南方普遍，再加上饮食偏向肉食，都增加了便秘的可能。欧美的类似调查显示便秘的患病率高达10%～20%，这跟他们的动物性食物摄入较多有关。

这项调查还显示，我国便秘患病率为3%～17.6%，近年来有逐渐升高的势头（以前曾有类似的调查数据，显示不超过8%），而且公众对什么是便秘、如何去改善，不是所知甚少就是存在误区，不及时治疗、滥用泻剂的现象很普遍。

再来细说一下便秘。

便秘就是一种常见的胃肠功能失调症，症状表现为排便间隔延长、大肠干结及艰涩不畅。其中器质性便秘，是指可能因为其他疾病所引起的便秘（如肠道肿瘤、直肠病变、内分泌或代谢性疾病等）。这种情况需要看医生、接受专业的治疗。功能性便秘，则是指没有明确的病因，但仍然有便秘的情况，对这种主要是靠食物、生活习惯的调节来改善。

导致功能性便秘的原因当然也有很多，比如活动量过少（肠道活动能力较弱），精神因素的影响（压力过大），饮食结构不合理（摄入的膳食纤维少等），这些后面我们还会提到。这里想重点说其中一个原因，就是胃肠道内缺乏益生菌、菌群比例失调造成的便秘。

前一阵儿，有位患者来看皮肤病的时候，听说要管理肠道、做好排毒，才能彻底改善皮肤色斑的问题，突然压低声音问我：如果屁比较多又特别臭，是不是也表明肠道内的毒素比较多呢？说完之后，她很不好意思地红了脸。

其实很正常的生理问题，没必要害羞。我看她这个样子，就用很随意的口气跟她聊了聊她的身体情况，就好像在聊衣服、包包一样。果然，她再说起来的时候，就没太扭捏了。她说自己每天放的屁，好像都有五六十个，经常在无意识的情况下发生，很难控制。尤其是在电梯、会议室等场合，遭到男同事夸张地揭发时，真是尴尬得要命。

放屁和便意一样，是我们身体发出的某种信号。正常的人每天平均放屁6～20次不等，在此范围内都不用放在心上，只有屁太多或者太少，或者味道特别臭的屁，才是需要注意的，它可能代表肠道出了问题。我问这位患者，除了屁多之外，还有没有其他的不适，结果不出意料，她有慢性的便秘问题。

屁太多的时候，有可能是消化不良，残存的食物残渣多，肠内的产气菌量比较大，使肠内产生了太多的气体（有些中医的观点认为屁多跟脾虚有关）；屁太臭，则可能是食用高蛋白的食物，比如动物性食物过多，超过了肠道的消化能力造成的。如果出现屁比较多又同时比较臭的情况，要特别注意。因为这既表明饮食结构上可能存在问题，也表现出消化能力不够强的问题，两者结合在一起，最容易引起便秘。

说到这儿，让我们回到刚才的问题：造成便秘的原因之一，就是胃肠道内缺乏益生菌、菌群失调造成的。

其实我们也可以说，放屁太臭的原因之一，也是因为身体里缺乏益生菌。

肠道内的消化酶水平、菌群是否平衡，都和放屁臭不臭大有关联。如果大肠菌群正常，胰脏等腺体的消化酶分泌正常，肠胃消化就能够正常进行，食物残渣经乳酸杆菌等有益菌分解后产生的气体，一般不会太臭。但如果益生菌和消化酶不足，肠胃菌群紊乱，多余的脂肪和蛋白质不能被充分消化，放屁就会很臭。

解决的办法也很简单，既然肠道的消化能力需要加强，就应该多补充消化酶和益生菌。

我问这位患者平时的饮食情况，她说她非常喜欢吃鸡蛋，有时候一天要吃五六个，还喜欢吃肉，尤其是红烧肉。当我问她平时有没有喝酸奶的习惯时，她说很少喝，因为觉得没什么味道。我告诉她，对她这种情况来说，少吃蛋、肉一类的食物，多喝酸奶才是最好的。对女人来说，酸奶不仅是营养丰富、补充钙质和蛋白质，还是润肠通便的国宝级食品。

《现代预防科学》杂志曾刊登过相关的研究论文，在对120名功能性便秘者进行跟踪研究后认为，饮用酸奶一周后，受试者的便秘情况有明显改善，排便次数增多，排便性状变好，酸奶的润肠通便作用明显。

酸奶为什么会有这么好的作用呢？原因就在于它含有大量益生菌。

比如说，酸奶里的部分乳酸菌及其代谢物，能促进人体消化酶的分泌和肠道的蠕动，促进食物的消化吸收，改善肠道功能。有人曾提出怀疑，说乳酸菌在经过肠道等无菌环境后，多半都已经灭活，也就是死了，还能起什么作用呢？事实上，乳酸菌并不会被全部杀死，还会存留一部分。而且乳酸菌灭活后的死菌，在人体内被分解后，其有效成分可被人体吸收，增强人体的免疫力，同样能促进肠道菌群的活动。

再比如酸奶中的双歧杆菌，可通过特异的代谢途径，对葡萄糖进行酵解，代谢的产物主要为乳酸、乙酸等酸类物质，这些物质对人体的肠壁神经有良好的刺激作用，促进肠壁蠕动、增加肠道内渗透压，使水分分泌增多，起到润肠通便的功效。乳酸菌及代谢产生的乳酸、乙醇和二氧化碳，还能减轻胃酸的分泌。这也是很多对牛奶不能耐受的人，喝酸奶却没事的原因。

关于酸奶中的益生菌，具体是如何起作用的，这说起来比较复杂，大家只要简单了解就行了。简单来说，它维持着肠道的菌群生态平衡，帮助消化和吸收，抵制有害物质和病原菌，还能合成维生素，提高免疫力（分泌能杀死癌细胞的酶），对息肉和大肠癌有正面作用，减少毒素等，对人体非常有益，所以被称为益生菌一点儿都没错。

不过益生菌要发挥功效，最好保持活菌的状态，所以我们必须低温冷藏保存酸奶，从冰箱取出后要尽快饮用完，一次饮用不完要及时密封冷藏。

一般来说，每天喝大约100毫升的益生菌酸奶就能满足需要了。酸奶的最佳饮用时间是在饭后半小时到两小时之间，因为此时食物中和胃酸后，更有利于活性益生菌生存下来，不会很快被胃酸杀死，从而顺利到达肠道发挥作用。不过，大家要注意，酸奶虽好，对于腹泻的人、牛奶过敏者、糖尿病患者、胃肠道手术的人，却是不宜喝的。

另外，要提高胃肠道内的消化酶，我们平时可以多吃些新鲜的蔬果，像前面提到过的木瓜、菠萝、蜂蜜等，也可以通过口服消化酶的补充剂，像复方阿嗪泌特就是一种促进胆汁分泌的药物，含有大量的消化酶，能显著增强胃肠消化功能。其含有的二甲基硅油，还可消除胃肠道产气，治疗部分腹胀、放屁太多的症状。不过这种药物也有禁忌，特殊的人群不能服用，在使用前最好咨询医师。

早喝盐水晚喝蜜，排除"石头便"

在通常情况下，酸奶确实是润肠通便的好东西。比起各种实质是泻药的保健药，它有一个特别好的地方是毫无副作用，可以长期吃。所以当大多数有便秘这个毛病的人问我，某某药能不能吃的时候，我都会果断向她们推荐：喝酸奶吧！

但当便秘是因为某种其他的原因，比如精神因素所引起的时候，酸奶就未必是有效的方法了。还有的人有酸奶不耐受的情况。这些时候，就得想想别的办法。

比如，不少女人很容易患上的一种叫肠易激综合征的疾病。这个病的具体症状，就是莫名其妙的腹泻或者便秘。据统计，患这种病的女性差不多是男性的两倍。

这个病是一个功能性的疾病，具体形成的原因，到现在医学界也说不清楚。有些患者上医院，医生查了很多项目，结果告诉患者没有检查出异常，搞得患者对医生意见很大。找不出具体病因，这是功能性疾病的通病。一般认为，这个病和精神因素关系较大，当压力减轻后，很多患者就自愈了。

肠易激综合征有时候会呈现出两个截然相反的症状，一个是腹泻，一个是便秘，便秘患者排出来的粪便经常像石头一样，非常坚硬。

对于这类问题，主要的办法是调节精神状态，避免压力太大。

我有个邻居的女儿，在高考前期突然患上肠易激综合征，腹泻和便秘交替着来，家长急得像热锅上的蚂蚁，买了一堆药回来，孩子吃了效果却不好。记得家长连夜带着孩子来敲我的门。我问清楚情况，跟孩子聊了一阵儿，初步判断她这是肠易激综合征，只要精神压力减轻，或许很快就会恢复了。

但在这个关键时候，我如果告诉家长这是精神原因，他们肯定还是不放心。所以，我考虑采用安慰剂疗法，用点有润肠通便效果、但又没有副作用的"药物"。我问了一下，孩子平时也有喝酸奶的习惯，那我就告诉孩子，每天要坚持喝酸奶，另外可以早起喝杯盐水，临睡前喝点儿蜂蜜水。我特意告诉孩子家长，这个方法很有讲究，有道是"朝朝饮盐水，晚晚喝蜜汤"，不仅能调整肠胃紊乱，还能延年益寿，可以长期坚持。

具体方法，早上起床30分钟内，空腹饮一杯盐水，浓度不需要太高，略有咸味即可。睡前两小时，调一杯蜂蜜饮用，一定要用温开水。

我为什么推荐这个办法呢？其实它不仅仅起到的是安慰剂的作用，对人体的肠道排毒系统也是大有好处的。

先来说说盐，盐在中医里面是归入大肠、小肠和肾经的，基本上能够作用于整个肠道。过去人们误食了有毒食物，马上就会喝点盐开水用来解毒，盐的排毒能力可见一斑。饮用盐水时，可以同时揉按腹部，这样就能起到最好的排毒效果了。

蜂蜜不仅能润肠，里面还含有消化酶。酶（日本人称之为酵素）的作用我们在前面提过，酶对我们的身体非常重要，它参与了我们人体几乎所有的活动，比如思考、运动、睡眠、呼吸，甚至包括情绪的释放和激素的分泌。

肠道中的酶有很多种，都是我们消化和吸收不可缺少的帮手。如果没有淀粉酶，我们吃进去的淀粉（主食的成分都是这个）是无法被直接吸收的，只有靠酶将淀粉水解成为麦芽糖，进一步分解为葡萄糖，肠道才能吸收。拉肚子的患者，有时候需要静滴葡萄糖，就是因为肠道要休息，我们直接给人体提供葡萄糖，免得它再费劲儿去分解。

人体内的酶有好几千种，每一种都有不同的任务。我们吃进去的食物，都必须由酶来降解成小分子，才能透过肠壁被组织吸收和利用。动物能量的来源其实是食物的氧化，这个氧化的过程，也是在一系列酶的催化下完成的。在胃里有胃蛋白酶，在肠里有胰脏分泌的胰蛋白酶、胰凝乳蛋白酶、脂肪酶和淀粉酶等，这些酶齐心协力地工作，才使消化吸收从不中断，生命才得以维持。

说了这么多的酶，它跟排毒有什么关系呢？关系就在于它是所有代谢活动的基础，并且控制着代谢的速度。比如它能加速肠胃代谢，让积累的有毒废物顺利排出。人体如果没有酶，代谢的速度就会非常慢，人根本撑不了多久。可以说，人的排毒基本是靠酶来进行的。现代的研究，早已经证实，长寿的人体内必须有足够的酶，而体内的酶减少会带来代谢的障碍，使人生病或者死亡。

每天坚持饮用盐水和蜂蜜水排毒，还能解决便秘的烦恼。大便干结和消化不良有一定的关系。消化不充分的食物，会增加肠道的渗透性，吸取粪便中过多的水分，造成大便干结。再者，如果肠道的蠕动能力太弱，粪便停留的时间太久，水分也就被肠道吸收得更多。蜂蜜里的酶和盐的清肠能力，能很好地维护肠道排毒系统。如果饮用的时间能对应肠道蠕动的旺盛期，还可以进一步促进自然排便。

其实大便干结了，很多女性都懂得喝蜂蜜，但喝得时间太长，就感到没效果了。其实这是因为喝得不得法，蜂蜜最好是和盐水搭配一起喝的，一咸一甜，共奏排毒清肠之功。

最后说明一下，有种说法是早晨不适宜喝盐水。这主要是因为睡醒之后，人体的体液浓度偏高，盐水有一定的浓度，无法稀释体液，对身体不好。其实这不要紧，因为我提倡的是低浓度的盐水，略有咸味即可，对身体基本上是无害的，可以放心饮用。如果身体有胃寒的问题，用温水泡蜂蜜喝还是觉得不舒服，那就不能硬着头皮喝。糖尿病、高血压病患者和三岁以下的孩子也不要按照这种方式喝蜂蜜和盐水。

我向邻居和孩子讲解了一番，用了不长的时间，他们的脸上就露出了欣慰的表情。他们很相信我，这种相信，对治疗也非常有作用。讲完之后，我顺带着提了一下精神的因素，告诉他们不要给孩子太大的压力，抱着一颗平常心，反而更容易考出好成绩。邻居马上表示一定给孩子减负。

这里顺带着说一下，解决便秘问题、排毒，我们不要过于依赖单一的方法或食品。

很多人都知道，香蕉、绿豆、蜂蜜、火龙果等食物都能通肠排毒。于是就有人问，其中哪一种食物效果最好呢？我以后就光吃它好了。其实，每一种排毒食物，都要综合考虑个人的体质和肠胃状况，效果不能一概而论。而且单独只吃一种食物在营养结构上都有偏颇，都不能天天吃。例如像火龙果、绿豆等食物，都是凉性的，天天吃肠胃一定要出毛病，更不用说有些人本来脾胃就寒。即使是酸奶，如果你喝了觉得不舒服，那也不能硬来，想办法换一种就行了。

顽固便秘用陈醋，胜过药无数

来皮肤科看病的年轻患者当中，痤疮是一个大类，跟看皮炎的几乎一样多。而且这类患者大多是女性。

我在《一万种补水方法》中曾说过，痤疮的发生，既跟激素的分泌相关，也跟皮肤缺水的问题相关，但如果从排毒的角度来看，皮肤中毒素的累积，肠道中毒素的累积，也是导致痤疮的重要原因。皮肤不洁，相当于皮肤表面积累了毒素。如果放任不管，感染发炎，就可能成为痤疮。肠道不干净也可能引起痤疮，用中医的话说，属于"胃肠湿热"，"血热郁滞不散"导致面部痤疮。这都可以看作是毒的作用，治疗要从排毒入手。

中医对痤疮的辨证分型，虽然有肾阴不足、肺经风热、湿热蕴结、痰湿凝结等多种证型，但事实上具体的病例常常是多种分型兼夹，并不是每一位患者都很典型，而且也不是一成不变的。拿南方地区来说，因为气候的原因，温热蕴结的证型较显著，但也同时伴有其他的证型，或病程日久，转化成其他证型。

湿热蕴结，主要是指胃肠的湿热，或者说体内有热毒，便秘是主要的症状之一。事实上，患痤疮的患者，同时伴有便秘的情况相当多。对这类患者，我的治疗思路就是多种方法结合起来，因为用单一的方法往往比较难奏效，而且也容易反复发作。具体的办法包括：在心理上，要调整心态，保持乐观；在饮食上，忌肥甘厚味，也就是少吃动物性食物，尤其是煎炸烤涮的食物，多吃新鲜的蔬果，比如番茄、橙子、木瓜、蜂蜜等富含消化酶的食物；同时还要注意解除便秘。在药物治疗的基础上，做到以上几点，痤疮是完全可以治好的。

曾有一位四十多岁的患者来找我，因为脸上长了一些丘疹，刚开始以为只是暂时的，结果抹了些外用药后不见效果，拖了一段时间，看看有扩大的趋势，这才决心到医院来。

我检查了一下，告诉她这是痤疮，她还很惊讶，说自己早已过了青春期了，也不是油性皮肤，怎么会长青春痘呢？我没有直接回答，而是问她是不是平时压力比较大，而且有便秘的毛病。她不好意思地点了点头，说自己便秘已经好多年了，总是四五天才大便一次，每次上厕所都花不少时间，还得了痔疮。平时的工作也确实太忙，总有完不成任务，压力不是一般的大。

我告诉她，痤疮虽然在青春期好发，但并不是年轻人的专利。患这个病原因比较多，拿她来说，精神压力和胃肠湿热是主要的因素。形象点儿来说，当身体的代谢出了问题，体内就郁积着热毒，会循着经络往皮肤上走，堆积到脸上就形成了痘痘。便秘就是代谢出问题的症状，如果把便秘治好，痘痘多半也就没了。

开了药以后，她问我平时还需要注意些什么，我将自己的治疗思路向她讲解了一下，同时告诉她，可以多买点酸奶喝，能补充肠道的益生菌、润肠通便。结果她说自己以前试过喝酸奶，喝完肚子总觉得有点不舒服，像是胃胀，又像是肠鸣，说不清楚，后来就不敢再喝了。

人的体质各种各样，这种对酸奶的不耐受现象也很正常。既然这个不行，咱们就换一种。我让她试着喝点儿老陈醋，这个东西是家里常备的调味品，对便秘也非常有效。

俗话说，"五味调和醋为先"，调味的醋，也可入药治病，或作药引。它性味酸温，有生津开胃、助消化、杀菌作用，对治疗便秘卓有成效。我国民间就有"便秘用陈醋，胜过药无数"之说，这可是老百姓的经验之谈。

现代科学研究也表明，老陈醋中含有丰富的氨基酸和某些酵解酶类，以及各种不饱和脂肪酸。醋的酸性成分和胃里的消化液相似，能起到刺激肠胃、促进肠道蠕动的作用，同时还能中和一些毒素、维持肠道内各种菌群的生态平衡，还没有毒副作用，比一些容易引起腹痛、脱水的通便药好多了。

服用方法也很简单，每天早晨空腹服一勺老陈醋，再喝上一杯温开水。之所以选择空腹服用，是因为饱腹时肠道被填满，降低了醋对肠胃的刺激作用，影响通便效果。至于随后饮一杯温开水，是避免因醋的浓度太大而伤害胃黏膜，所以一定要掌握好醋的食用量，每次不要超过1汤勺，但也不能少于半汤勺，1天服用最多不能超过3次。如果不适应原味醋，可以加一勺蜂蜜调和。

不过要注意的是，凡事都以均衡、适当为好，不管是什么方法，过量都可能造成反效果。像老陈醋就不能大量饮用，对于有胃溃疡，且胃酸分泌过多的人，喝醋还会使胃酸增强，损伤胃黏膜，这是要避免。

应对重金属和辐射，果胶是个好东西

前面举了几种润肠通便的方法，除了通过排便来达到排毒效果外，还有其他的功效。比如说，吃某些有润肠功效的食物，还可以排出体内的重金属。

随着环境污染越来越突出，食品中的重金属超标问题已经引起了很多人的关注。除了海鲜的重金属问题外，更是连大米都曝出镉超标的消息，让人特别担忧。

在内陆地区的居民看来，海鲜曾经是食品中奢侈品的代名词，虽然价格不菲，但是味道鲜美，肉质嫩滑，再加上不同于淡水鱼的独特风味，经常成为宴请宾客和朋友聚会的选择。沿海地区的百姓，则因为价格上有一定优势，加上长期饮食习惯，海鲜更是餐桌上的常客。

事实上，海鲜不仅仅味道鲜美，也有极高的营养价值和健康功效。以海鱼为例，其富含蛋白质，易于消化，含有的大量生物活性物质能将血管壁上的沉积物消除，使人的血液黏稠度降低，从而达到预防和治疗心血管病的目的。我们提倡动物性食物占比在两成以下，这两成也最好是食用鱼类、虾类等水产品，它们提供的蛋白质更为优质。

然而，近年来有关调查数据显示：海鱼普遍存在重金属污染，特别是汞、镉和铅的含量严重超标。这几种重金属毒素可以在体内蓄积，日积月累，会对人体健康产生危害。20世纪50年代初，日本九州岛一个叫水俣镇的地方，出现一些患口齿不清、面部发呆、精神失常的患者。这些患者很多久治不愈，最后全身弯曲，死状甚惨。经过数年的调查研究才证实，这种病是由于居民长期食用了水俣湾中含有汞的海产品所致。

汞主要在动物体内蓄积，工厂排放的含汞的废水导致水体污染，最后在海鲜等水产品中蓄积。环境污染→土壤和海洋污染→浮游生物污染→海产品污染→人体慢性中毒，从这一食物链可知，人类处于生态系统的顶端，是污染的最终受害者。

有些怀孕期的妇女为了使孩子获得更多营养，经常会食用大量鱼类。研究表明，孕妇每周吃不合格的鱼超过3次，孩子血液中的汞含量会大大超标，给胎儿健康带来危害。

我有一位女性朋友就特别爱吃鱼，尤其是海鱼。怀孕后听老人说多吃鱼将来孩子聪明，吃得就更来劲儿了，恨不得天天顿顿餐桌上都有海鱼。我有次接到她的电话，本来是说别的事，扯到孕期的饮食上来，才知道她的这个嗜好。经我一番解说，她顿时吓得要命，生怕这段时间吃鱼已经酿下大祸，将来对孩子不利。

我劝她也不要太过担心，心情同样会影响胎儿，要是实在不放心，就去医院检查一下。另外在吃鱼的时候，只要注意几个问题，就能尽量避免重金属的危害了。比如尽量避免食用鲨鱼、鲭鱼、方头鱼等汞含量高的鱼类，选择虾等汞含量较低的海产品，既享受到海鲜的美味，同时降低了风险。

另外在食用海鲜时，可以多食用体积较小的鱼类，它们处在食物链低端，体内的污染物相对较少；每天食用海鲜量控制在200克以下，并且不吃或少吃鱼头、鱼皮和内脏等受污染比较严重的部位。

但即使如此，恐怕还是不能做到万无一失，总会有一些重金属被人体吸收。这种情况下，可以吃一些能够清理重金属毒性的食物，起到辅助排毒的效果。

果胶质含量丰富的食品，就可以起到重金属排毒的作用。

比如柚子皮，就有很好的排汞毒的作用。

柚子营养丰富，皮厚耐藏，有"天然水果罐头"之称。柚子皮也可以食用，它不但有暖胃、润喉化痰的作用，还因为其富含果胶，工业中将它作为提取果胶的理想原料，广泛应用于食品和医药之中。果胶属于水溶性的纤维素，本身不能被人体吸收，有凝化与吸附作用，与汞结合后能降低血液中汞离子的浓度，加速体内汞离子的排出。因此，食用柚子有排汞毒的作用。柚子还可以消食暖胃，改善消化系统。柚子皮还有抗癌性质，对女性子宫颈的癌变有一定的抑制效果。

烹调柚子皮前，先削去外面的青皮，取中间柔软的像海绵一样的白色部分，切好后，放入沸水里氽烫一下，可去除皮的苦涩味道。然后，根据个人喜好，红烧、糖渍、爆炒都可以。爱烹饪的朋友们可以各显神通。如果嫌麻烦，可以直接买市售的柚子茶来喝。如果我们实在拒绝不了海鲜的诱惑，或者平时的应酬必须食用海鲜，那么在吃完海鲜后，再来一杯柚子茶，排毒又养颜，也不失为一个好办法。

除柚子皮外，其他含果胶丰富的食物还有胡萝卜、土豆、蘑菇、豌豆、橘子、苹果、核桃、花生等，也可适量多吃些。

除了重金属，现在生活环境中的污染，还有电磁、超声波等辐射，在排毒时也不能忽视。尤其是电磁辐射，在生活中可以说是无处不在。电脑、手机、电视、微波炉、电磁炉、传真机等给人们的生活带来了无数便利，但由此而来的电磁辐射也增加了健康的风险。所以之前在讲到排毒时提到，空气污染、重金属污染、电磁辐射等，属于新型的毒素。

电磁辐射是一种复合的电磁波，以相互垂直的电场和磁场随时间的变化而传递能量。我们人体的生命活动某种程度上就是一系列的生物电活动，这种活动对环境的电磁波非常敏感，使人体容易受到电磁辐射的影响。电磁辐射产生的热效应和非热效应，像一个无形杀手，会影响身体各器官的正常工作，使人体的循环、免疫、生殖和代谢等功能受到损害。电磁辐射也是造成孕妇流产、不育、畸胎等病变的诱发因素，育龄女性要特别重视。

除此之外，电磁辐射会使人体内的自由基增多，作用在皮肤上，会以斑的形式呈现，还会令皮肤粗糙，严重的还会使人早衰。这也是爱美的女性朋友不愿意看到的。

我家隔壁住的小姑娘，跟都市里众多的小白领一样，上班的第一件事就是开电脑收邮件，下班第一件事就是看电视、用电磁炉做饭，就连上下班等车坐车的一点点时间里，还要把手机拿出来玩下游戏刷下微博，晚上睡觉把手机放在枕头边，打开催眠软件帮自己入睡。一天24小时，电磁辐射在她的生活里无孔不入。每次看见她，我都忍不住提醒她适当远离辐射源，可她说她真的做不到。于是，我给她提出了一些饮食建议，让她平时多吃一些富含胶原物质的食物。

有一些食物有抗辐射、排辐射物质毒素的功效，比如海带、紫菜、海参、动物的皮及骨髓等富含胶原物质的食物。胶原物质有一种黏附作用，可以把体内的废物黏附并排出体外，还有修复受损细胞的作用，能抑制免疫细胞的凋亡，起到抗辐射的功效。平时可以换着花样多吃一些。

爱美的女性当然不会忽视辐射对皮肤的伤害，那可是关乎"面子"的事情啊。除了外用防辐射护肤品，食补也很重要。一日三餐要适量吃一些豆类、芥菜、萝卜、卷心菜等十字花科蔬菜，它们含有的维生素E具有抗氧化活性，可以减轻电磁辐射导致的过氧化反应，就像给皮肤穿上了防辐射服，减轻辐射对皮肤的损害。另外，蔬菜中的碱性成分可以使血液呈碱性，溶解并沉淀积在细胞内的毒素，让它随小便排出。

第三章

刮肠篇：过剩的营养会使身材走形

前面我们讲过，要想排毒，饮食的均衡非常重要。是不是动物性食物少吃一些，植物性食物多吃一些，问题就解决了呢？不是。比如我们平时吃的植物油，它也是植物性的，但如果你每个菜都放很多油，同时加很多盐，又爱吃辣，口味特别重，这样会健康吗？当然不会。均衡正确的饮食，必须让肠道保持清淡，就像俗话说的，要适当地刮一刮肠道，平时饮食的油水也不能太大。

尤其是对女人来说更为重要。有的女性有油性皮肤，如果摄入的油脂太多，脸会更油，引起长痘痘等很多的皮肤问题；如果平时活动量少，吃得又特别有营养，热量过剩，还会引起脂肪堆积，身材走形。事实上，肠道中的营养过剩，引起的问题是非常多的，单就便秘来说，一味地润肠也不能全部解决，同样要从饮食的结构上去配合。

所以请记住，要想健康美丽、身材紧致，绝对不要吃过多的油脂，不管是动物油脂，还是植物油。

让肠道清淡健康，从吃最"贵"的油开始

肠道内摄入太多的油脂，如果吸收不好（比如缺乏脂肪

酶、消化不完全），容易发生脂肪泻，也就是拉肚子（粪便中会漂着油花）。如果把脂肪都吸收了，也不见得是好事，不光体内的脂肪会堆积，连肠子等内部的脏器都会跟着肥起来。平时里我们常说贪吃的人脑满肠肥，就是这个意思。因为在吃上太贪了，肠子就太油太肥了。

肥厚油腻的肠道，是最容易便秘的。这个我们前面讲过，因为这种成分的粪便，吸收水分的能力太差，其中的水分容易反被肠道吸收。一旦排泄受阻，粪便中的脂肪和蛋白质等成分容易产生一些有毒的物质，在肠道中形成憩室（硬便将平滑的肠道向外扩张，像挖了一个坑道，里面残存粪便），诱导发炎，毒素还会被吸收进血液输送到人体全身。

还记得我们刚开始不久，讲的那个肠梗阻的患者吗？她的肠道基本就是上述情形，如果将她的肠道拍成视频，放给其他的女人看看，我坚信大家会有更深刻的印象，在吃油的时候，都会多想想。

有一位油性皮肤的患者，脸上总是长痘痘，我告诫她一定要少吃油，结果她面露难色，说自己的父母吃油都比较厉害，中午在外面吃得就已经很油了，晚上回家一样清淡不了。她也想过自己单独做菜，但这样实在太不方便了。

据女孩说，父母都是北方人，年轻时候过得非常苦。那时候物质极端缺乏，以吃饱为最高目标，一个月估计能吃上半斤油就不错了，平时总觉得油水不够。后来生活慢慢好起来了，油也越吃越多，现在一家三口，一个月能吃一桶半油（5升装）。一大桶油将近10斤，一桶半最少也有15斤，也就是说，一天就要吃近5两，这实在是大大超标了。

按中国人膳食指南的标准，成人每天合理的油脂摄入量应该是在25～30克，也就是半两左右。再加上其他的食物中所含的油脂，已经可以满足对脂肪的需求。可在实际生活中，每天吃油在50克（1两）以上的大有人在。像前面这个女孩所说的，他们一家的食油量，平均到每个人头上就近2两。考虑到女孩中午还在外面吃，那么老两口平均每个人每天的食油量，最少也在2两，足足超出了推荐量的4倍。

难道他们一点儿健康知识不懂，没听说过这样吃油不好吗？不是。你要是问他们，他们也知道吃油太多不好。但要他们说每天具体吃多少两油才健康，那就未必说得出来了。大多数人对健康观念都是一知半解，隐约知道一些概念，但不知道具体该怎么做。而且按照过去的生活习惯已经几十年了，很难改得过来。女孩曾经告诉过我，她妈妈在十年前因为结肠癌做过手术，切掉了十几厘米，而且到现在便秘的情况也很严重，可吃油的习惯硬是改不掉。

对老辈人的这种顽固习惯，做儿女的一定要多想点儿办法。

我后来给这个女孩出了个主意，就是去买贵一点儿的油，越贵越好。老人都比较心疼钱，虽说现在日子比从前好过了，每个月花两三百元吃油，能吃得起，可如果一个月花一千块钱在油上，他们还会眼睛眨都不眨吗？肯定不会。贵的油，一个是质量有保证，另一个就是因为贵，会减少吃油的量。女孩试了试这个办法，后来见我的时候就笑着说，确实有了一定的效果。

年轻的女人，对自己的身材更敏感和在意。你对一个女人说：嘿，你一定要少吃油，过多摄入脂肪对你的身体只有害处。她可能会嗯嗯几声，说知道知道，我一定会的。但这没什么用，最多在炒菜倒油的时候，她会犹豫一下，然后还会跟平时一样，该倒多少就倒多少。可如果她发现自己的体重在直线上升时，关于油脂有害的话就非常有说服力了。

油脂摄入量超标，引起的肥胖问题已经越来越普遍了。以前我们还看欧美等国的笑话，说你们生活好怎么了，不就是越来越胖，越来越多病吗？现在全球的生活方式都在同化，中国人里面的胖子也不少了。

现代人吃的并不一定比以前的人更多，但成分却大不相同，摄入的能量超过了消耗的需要。这些过剩的能量在体内**的存储形式，就是脂肪**。在肥胖的人群里，体内的脂肪细胞比其他人多，单个的脂肪细胞也比别人的大。体内存贮过剩能量的脂肪越来越多，人就变胖。

这里插一句，为什么谈到肥胖的时候，大家首先会想起来油脂，而不是主食、蛋白质这些呢？这些成分一样会生成热量啊？因为脂肪生成的热量是碳水化合物（主食的主要成分）、蛋白质的两倍。为什么吃炸薯条会容易胖？就是因为它太油了，热量远高于米饭面条这些东西。此外，相对来说主食和蛋白质即使超标，引起的健康问题也远比脂肪要少，最起码像油炸食物中含有的多种有毒害物质，是米饭面条里所没有的。

人体主要由三个循环代谢系统组成：血液、淋巴、消化系统。淋巴主要管着免疫，消化负责吸收营养，血液的作用是营养组织、调节器官活动和防御有害物质。在一切正常的情况下，上面的这个过程，在我们的一生之中是不会停止和变化的。

但当人不断地摄入能量，却消耗不掉它，脂肪在身体里越来越多的时候，会发生什么呢？那就是收支不平衡，收大于支，人就会成为胖子。而且跟三个循环的系统相对应，**肥**

胖者会比较多高血脂、免疫力差、胃动力不足（脾胃虚弱）等毛病。

再详细点儿说，过多地摄入脂肪会增加动脉硬化等心血管疾病、糖尿病、脂肪肝、胆结石、痛风等患病概率，影响消化系统、内分泌系统、生殖系统的功能，增加癌症发生的危险，影响人的外观形象，给生活带来诸多不便。而所有这些因为肥胖可能患上的疾病，都可以归结到代谢上去，可以说肥胖就是代谢出现了障碍造成的，同时又严重影响着代谢，二者相互作用，导致人体内积聚垃圾和毒素。

要想解决肥胖问题，让肠道清淡起来是非常必要的，减少油脂摄入，才能让热量收支平衡，减少毒素在身体里的累积。

多吃水果能刮油，女人身材更紧致

人体内的脂肪具有两面性，一是摄入的热量太多，会以脂肪的形式存储在体内；二是如果摄入的热量少，身体需求供不上时，体内的脂肪又会氧化，转化成能量释放出来，保证机体正常代谢的需要。

适量的脂肪不是毒，只有过量的脂肪才会成为毒。人体内的能量像是一座水库，旱季要想保持水位，就要把闸关好，储存能量；雨季有山洪来了，就要及时开闸泄洪，不要等水越过堤岸。如果失去了对脂肪的控制，积蓄的脂肪太多，就可能导致三酰甘油过高、脂肪肝、糖尿病，或者因为肥胖症，让心脏等重要脏器代谢受到严重影响。这时，过剩的脂肪就成了不折不扣的垃圾，也就是毒。

前面我们讲了少摄入油脂对肠道管理的重要作用，那么在身体内的脂肪已经超标时，应该采用哪些办法来控油、刮油呢？或者说，我们要怎么做才能泄洪，别让水库里的水太满呢？

有一个重要的原则：想要减少体内的脂肪，就要着眼那些低热量的食品，促使体内的脂肪做反向运动。

我们小区里的小郑，最近在热火朝天地减肥，决心像要移山的愚公一样大。原因说起来很简单，就是儿子随口说的一句"妈妈像莴瓜"。莴瓜是孩子游戏里的一个角色，胖胖圆圆，样子很丑陋。再一个原因是单位的年度体检，她被查出有轻微的脂肪肝。因为这两件事，小郑受到莫大的刺激，从此发誓要减肥。

小郑来医院找我看皮炎，顺便聊起这件事，我告诉她，目前来看她的问题并不大，只要生活习惯调整好，自然会瘦下来。小郑是做文职工作的，平时也不太喜欢运动，加上饮食习惯上主食偏多，还喜欢油炸煎烤，蔬菜水果吃得比较少，这些原因都容易使体内的热量过剩。

她有点儿不太好意思地说，自己平时就是好个零嘴儿，有时候明知道这样不好，但不知不觉地就吃了很多东西，胃口好得出奇。尤其是爱吃瓜子、核桃这些坚果，家里平时存了不少。这些坚果中富含脂肪酸，虽然说营养丰富，还有润肠的功效，可对小郑来说就不合适了。她的问题就是体内有过剩的脂肪，营养已经用不完，再吃这么多零食，营养就更过剩了。

我建议她改改口味，既然这么爱吃零食，可以在餐食减量的前提下，平时多弄点儿水果吃。做个果盘，看电视的时候吃点儿，还能带动家人一起吃。水果中的水溶性纤维素（果胶）和非水溶性纤维素（果皮）都比较丰富，能提高免疫力，孩子多吃不容易感冒，对排便也非常有好处。我这样一说，小郑的眼睛马上亮了起来，因为她儿子平时就爱感冒。女人对家庭都看得很重，也心疼孩子，从这个角度入手，最容易说服她们。

对减肥的人来说，最难的无非是两点：一个是要他们少吃，一个是要他们多动。如果这两点都做不到，我可以负责任地说，你永远也没法减下去。就算是做了抽脂术，还是会反弹回来。用我们前面举过堰塞湖的例子，身体里的脂肪就像是堰塞湖，现在这个湖越来越大，要么你截断水源，要么你得炸个口子放水，两个办法都不采用，你就等着决堤吧。

对女人来说，相对运动，少吃可能更容易做到。我向小郑推荐了几种水果：西梅、樱桃和柠檬，用这三种水果来做拼盘，一是不容易吃饱，二是它们都有特别的排毒功效。而且这些水果的热量也不是很高，还含有丰富的水分和营养。

这个拼盘的主打是西梅。首先西梅富含果胶，也就是水融性纤维素，有解毒功能。它能够在体内的有毒物质被肝脏排出后，在小肠吸收之前便吸附住它们，让其随着大便排出体外；同时它的非水融性纤维素也不少，可以促进肠道蠕动，促进排便，还能帮助肠道内的有益菌进行繁殖，抑制有害菌的增生。西梅中的这些有效成分，不管是新鲜的还是做成果脯，都有比较强的功效。

柠檬的美白效果为人熟知，除此之外还能帮助人体排毒，达到减肥的效果。柠檬除了富含维生素C之外，还含有柠檬酸、有机酸，对肺部排毒有良好的效果。同时柠檬中含有抗氧化成分，可以让人体内的血液正常运行，改善血液循环，让全身的排毒循环运行正常。樱桃减肥排毒的效果也是名列前茅的。樱桃对人体肾脏排毒具有特别的辅助功效，可以帮助人们排出体内毒素和有害的体液，对水肿虚胖的人有特别的功效。

这三种水果加在一起食用，特别适合体内脂肪超标的女性。坚持食用并配合一定的运动，紧致玲珑的身体曲线很快就能恢复。

当然，大部分的水果都具有一定的减肥功效，因为它们无一不是低热量，同时富含维生素和水分。虽说有的水果会特别甜，其中的糖分同样也会提供热量，但相比起脂质食物和主食来，仍然要低很多。以前曾经风靡过一阵儿七日苹果减肥法，道理也是一样的。虽然上面推荐了三种水果，在实质操作时，也可以根据时令选择当季的水果，只要注意一下水果的寒凉和自己的脾胃能否接受就可以了。

我并不主张只靠某一种水果来刮肠排毒。因为单一水果的排毒功能比较单一，综合利用各种水果不同的排毒功效，做到全方位、全身性的排毒，才是更科学更合理的。不同的水果，其口味也不一样，交替着吃，能够保证食用的口感。

水果刮肠排毒十分方便，可以榨汁，可以做成色拉，也可以直接生吃。像前文提到的小郑，她除了做果盘外，在散步之前都会先喝一杯樱桃柠檬汁。按她自己的说法，"世上无难事，只要决心大"，现在已经养成习惯，不怕好身材不回来。

爱吃豆腐的人，肠道清洁有活力

说起热量低，营养却很丰富的食品，很多人都会想到豆腐。

爱吃豆腐的人，体内的脂肪很少会超标。首要的原因是豆腐的热量比较低，还特别容易产生饱腹感。再加上豆腐还含有丰富的营养素、容易消化等优点，因此很多人都喜欢吃。

豆腐的热量低，并不代表豆制品的热量都低。很多人错误地以为，只要是豆制品，就是物美价廉、营养丰富的好东西，结果大吃特吃，最后却吃胖了。原因就是，豆制品的热量高低差别非常大，**像腐竹、油豆腐、豆腐皮、豆干这些东西，尤其是经过油炸的，热量和肉不相上下；但像豆腐、豆腐脑、豆浆，热量几乎和水果差不多，天天吃饱也不会胖。**

我以前在老家的时候，有位邻居大妈很爱吃豆制品，尤其是天天早上喝豆浆，隔三岔五就做豆腐吃。腐竹这一类也吃，但吃得比较少。多年以后回忆起来，当年的街坊，没有不羡慕大妈那身体的，皮肤和身材也特别好。我想这里面多半有豆制品的功劳，因为大豆异黄酮对女人的内分泌有很大的好处。**大豆中的蛋白质和脂肪，比起肉类来质量更高，引起的问题则要少得多。**

那位大妈还有一样功夫，就是不仅爱吃，还特别会做豆制品，尤其是黄豆酱。每次做好我都去要一点儿回来吃，特别香。黄豆酱或者豆豉，其实跟现在日本推崇的纳豆有着异曲同工之妙。

据《黄帝内经》记载：黄豆研磨成粉，蒸煮入槽，发酵数日至呈半透明胶态，是为"醍醐"，"醍醐可治百病"。醍醐是什么呢？就是人体新陈代谢所需要的酶，也就是日本人所说的酵素。酶对人体的重要性，前面已经提过，比如它能帮助人体消化、吸收食物与营养素，抗菌消炎，修补坏死细胞、活化细胞、促进新陈代谢，排毒、净化血液和改善体质，增强免疫力，平衡渗透压及调节人体的酸碱度，等等。

值得我们重点关注的是酶的排毒能力。人体在平时摄入的如地沟油、蔬菜中的残留毒素、速食品中的防腐剂和化学物，都需要通过肝脏来进行解毒、排毒。在这个过程中，就必须有各种酶的参与。人体必须有足量的酶，才能保障肝脏排毒的顺利进行。酶在肠道中的作用同样重要，能够给肠道内的益生菌提供更好的生存条件，抑制肠道内有害细菌的生长和毒素的形成，促进肠道蠕动，净化血液，促进脂肪分解和代谢循环。这些功能，其实都跟排毒有密切的关系。

我国部分地区做的腊八豆，也是类似的豆类发酵制品。我曾经在湖南的某地吃过一次腊八豆蒸回锅肉，确实美味异常，而且我当时因为在湖南吃辣上火引起的轻微便秘，也被它治好了。

或许有人会有疑问，上面说的这个豆制品是促进消化的，可肥胖不是因为对营养吸收得太好了，营养过剩才引起的吗？所以使用豆制品排毒减肥时，需要注意几个问题：

首先，**不管吃什么东西，如果消耗少于摄入的热量，都会导致脂肪累积**。比如说，我们多吃点儿黄豆酱，把消化系统的排毒管道打通了，结果你又拼命地吃薯条，也不运动，那还是会胖。

其次，对于脂肪超标的人，要少吃或不吃热量太高的豆制品（比如说油豆腐、豆干等）。

最后，增加饮食结构中豆制品比例的同时，总体上的饮食均衡要把握好（比如说植物性食物占八成以上，动物性食物占两成以下）。

只有满足了这些条件，才能谈得上合理地食用豆制品。

这里我向大家推荐一道菜：苦瓜豆腐。

做法如下：

豆腐100克左右，苦瓜一条，瘦肉泥50～100克。

将苦瓜洗净掏空，切成盅形，将豆腐和肉泥加少量酱油搅拌均匀后，塞入苦瓜盅中，摆盘蒸熟即可。

这道菜的味道清淡鲜美，其中豆腐和瘦肉有丰富的蛋白质，苦瓜则具有排毒的功效，结合起来，既美味又瘦身，平时可以试一下。

让人羡慕的身材，就是几碗汤的距离

说起对肠道的管理，道理其实都不难。

比如动物性食物在两成以下，植物性食物在八成以上；每天摄入的油脂数量，控制在25～30克；多喝水，多吃水分和果胶丰富、膳食纤维多的蔬菜和水果；多喝酸奶增加肠道的益生菌，使肠道菌群平衡；每餐吃七八分饱，不要因为好吃就过量，减少肠胃负担的同时，避免热量过剩……

只要能一一做到以上所列的这几条，我可以保证，身体里的毒素少了一半都不止。肠道出问题的概率也会因此减少八成以上。而且因为肠道的环境改善，肠壁漂亮，皮肤问题也会大大减少。免疫力也会提高好多倍，明显感觉到感冒少了，食欲旺盛了，精神好了。

大家可能觉得我像做广告，实际上就是在做广告，不过内容不是什么具体的产品，而是实实在在的健康观念，对每个人都非常重要的健康准则。具体受益的不是什么产品的厂商，而是我们自己。

道理简单，可实际上能真正做到、坚持下来的，有多少人呢？不容乐观。

就拿油脂摄入太多、体内脂肪超标这个来说，很多人明知道这样不好，饭桌上聊起来也头头是道，什么清肠控油、运动燃脂，听起来比谁都懂，可身体力行时就是坚持不了。说到底，想要把体重降下来，把体内多余的脂肪清理出去，还身体一个正常的环境，最欠缺的不是方法，而是决心。

我有一位朋友，前两年和老公离婚后就一直单着。她算是个比较典型的宅女，感情失意，加上没有孩子，每天的生活两点一线，我们都说她是以电视为生，如果谁对香港娱乐圈的八卦有疑问，问她肯定没错，连三十年前的轶闻掌故都了如指掌。

她对平时的饮食毫不在意，不是吃快餐，就是在家煮方便面。看电视时的标准动作，跟在影院差不多，左手可乐右手爆米花。因为酷爱爆米花，不惜重金买了一台机器在家里，这是唯一不厌其烦的料理了。这样少动多食的生活习惯，体内的脂肪能不超标吗？

为此姐妹们没少劝过她，毕竟还不是太老，要为将来的生活多打算，最起码，健康不能不要吧？心情好的时候，她能听进去一些，早起去买菜，晚上回来花工夫煮东西吃，可坚持的时间从没有超过一周。时间长了，大家也懒得说她了，最多是出去玩的时候叫着她，让她起码晒下太阳，免得在家发霉。

可即使是这么看起来没救的人，也有洗心革面的时候。我这位朋友后来浪漫邂逅了一位凤凰男，两人一见钟情，她决心重新做人，把握人生的第二次机会。首先想要做的，就是把已经臃肿不堪的身材归位，重新打造出一个知性白领的形象。她宣布100天复兴计划的那天，眼睛里像烧着一团火，我们则感叹着爱情的力量，嘴里冷嘲热讽，心里替她高兴。

塑身离不开刮肠，一定要先把油水减下来。她按我的建议，把酸奶、水果、豆腐、蔬菜当成了救命稻草，非进口的橄榄油不吃，坚持了一段时间，确实成效显著。可这种喜人的势头并没有持续太久，不知道是到了减重的平台期，还是爱情的力量开始减弱，她又开始对着油腻的食物眼睛放光了。

这一次，我们没有放弃她。因为一起玩过几次，我们跟她的男友已经比较熟悉，就私下里找到他，认真地谈了一次。大意是说，我们这个朋友她本质上是个纯良、贤惠的女人，多么值得拥有，这是她重新选择生活的关键时刻，一定要在这个时候拉她一把。这个男人没有让我们失望，他答应了实行B计划。

B计划的重点，就是几款汤。在坚持了一段时间的素食生活后，朋友的忍耐已经到了一个极限，单调和重复的口味，都在挑战她的神经。这个时候，我觉得调节一下饮食的结构、花色，都是当务之急。我委托给她的男朋友，打算用这几道汤来挽救已经走在放弃边缘的朋友。

首先是冬瓜海带排骨汤。

材料：冬瓜500克，海带150克，排骨300克，陈皮20克

制作方法：海带去泥泡水、切成段，冬瓜去皮洗净，排骨汆水后，放入陈皮、海带、冬瓜，加水适量大火煲开后，改用小火煲两个小时，加入盐等调味品后即可饮用。

这一款汤不仅味道清淡鲜美，食材简单，更重要的是排毒减肥的功效非凡。

海带中富含碘质和多种人体所需的微量元素，能够帮助消解体内的脂肪和胆固醇，消解血管壁上的附着物。同时海带中富含的钾离子可以促进人体内多余水分的排出，可以改善水肿，使身体的曲线更加玲珑。冬瓜含有可以促进人体新陈代谢的葫芦巴碱，同时又可以抑制糖类转化为脂肪。陈皮能够理气健脾，有效防止减肥后脂肪反弹，陈皮中的果酸更能刺激血管产生轻度的收缩，有利于排出血管中残留的各种毒素。

另外，这款汤最起码还有点儿排骨在里面，对很久不见荤腥的朋友来说，应该是非常有吸引力的，也不会破坏排毒功效。

此外，还有一款更方便，几分钟就能搞定，简约但不简单的汤：黄瓜鸡蛋紫菜汤。

材料：黄瓜200克，紫菜（干）50克，鸡蛋2个，姜少许。

制作方法：紫菜洗干净，撕碎泡发，黄瓜切片或者切丝，姜切片或者切丝。先将适量清水加姜丝烧开后，放入紫菜和黄瓜，待水第二次烧开后，倒入搅拌好的鸡蛋，加盐和其他调味品即成。

这一款汤味道清淡，香滑爽口，汤中的紫菜和上一道汤中海带的功效相近。黄瓜中含有黄瓜酸，能够帮助人体排出体内的毒素。同时黄瓜也能抑制糖类物质转化成脂肪，同时对肝、肾、胃、心及排泄系统都十分有益。而肝、肾、心，以及排泄系统正是我们人体排毒的重要器官。

更值得一提的是，黄瓜中所含维生素C的含量是西瓜的五倍，能够抑制皮肤中黑色素的形成，美白肌肤，帮助保持肌肤的年轻状态（一些爱美的朋友常生吃黄瓜正是这个原因）。这款汤不仅能够帮助人排出体内毒素，保持苗条的身型，还可以美白皮肤，实在是合适爱美一族的朋友饮用。

在她男朋友的帮助下，我的朋友终于坚持下来了。不仅身材恢复到以前的适中水平，生活态度更是发生了巨大的变化，脸上常常洋溢着发自内心的喜悦、轻松。

我跟患者谈起排毒时，总是强调一点，排毒是一种健康管理模式，更是一种生活态度。它的重点不在于什么局限的方法，而是整个精神面貌的变化。积极乐观地去面对困难，坚持改变自我，完善自我，等你坚持一段时间，生活习惯焕然一新时，其实不亚于一次重生。这样说起来，有点儿哲学的味道了，但确实是真的，排毒能改变你的世界观。

体胖不一定心宽，痰湿胃热最积毒

中医所说的毒，并不是指眼睛能看得到、手能摸得着的东西。有些观点我们可能觉得比较虚。比如经过肾的过滤；血液中的尿酸等物质随着尿液排出体外；皮肤出汗时，其中含有一些无机盐，这就属于排毒。这个概念我们还容易理解。但是有些毒素是藏在身体深处的，排毒的时候就没有那么形象了。

这里给大家介绍一个非常具体的毒素——过剩的三酰甘油。通过对三酰甘油的了解，大家就知道我们讲的毒是什么了。

三酰甘油就是脂肪。从菜场买五花肉回来，猪皮下面那层白花花的东西，就是这东西了。在前面已经讲过，适量的脂肪不是毒，但当脂肪过剩的时候，尤其是进入血液的时候，会造成高血脂，这时的脂肪就是不折不扣的垃圾和毒了。

血里面的三酰甘油偏高，就是高血脂。三酰甘油在血管壁上沉积，动脉容易被堵塞和硬化，血管变得越来越窄，甚至完全封闭。如果出问题的是头上的血管，人会感到头晕，患上中风；如果血管的位置在心脏，就可能得冠心病、心肌梗死；如果在肾脏，就容易肾衰竭；如果在四肢，就会引起肢体坏死。如果发展到后期，没用的器官越来越多，体内脏器多处硬化坏死，人就没救了。

三酰甘油偏高所引起的危害，还包括高血压病、胆结石、胰腺炎、老年痴呆，男性性功能障碍等。甚至有研究表明，三酰甘油高还可能导致癌症的发生。这已经不是普通的毒了，说是剧毒也不为过。

血里面的三酰甘油是怎么来的呢？还是从嘴里进来，经过肠道的消化吸收后，进入代谢的。这并不是说你吃了二两猪肉，它就一路跑到你的皮下或血里，变成了你自己身上的三酰甘油。吃进去的脂肪，会被脂肪酶分解成脂肪酸和甘油，再由肝脏来进行合成，经过一系列的复杂转化过程，一部分供人体消耗掉了，另一部分多余的就存起来，这部分就是皮下或者血液等地方的三酰甘油。

三酰甘油合成所需要材料主要是从外部的食物中获得的，人体自身并不能合成。人吃了大量的油脂，尤其是动物脂肪后，体内三酰甘油的水平会明显升高。主食吃得太饱也一样，碳水化合物（糖）摄入过多，尤其是精加工的粮食，体内的血糖就会升高，这也是合成三酰甘油的主要材料。酒精也能刺激三酰甘油的合成速度。

现在我们应该明白了，体内的三酰甘油偏多，除了遗传因素外，其实都是不良生活习惯导致的。

我们再来看看，什么样的人体内的三酰甘油会比较多？答案就是：肥胖的人。

这里所说的肥胖，是指非疾病引起的单纯性肥胖。比如因为内分泌失调造成的肥胖，把内分泌治好了，可能人就瘦下去了，这种我们先不去讨论。我们只讨论因为饮食导致的单纯性肥胖。

在现代医学看来，单纯性肥胖是一种代谢性疾病，进得多出得少，脂肪过剩了，就会出现单纯性肥胖。这种机体的物质与能量代谢的过程，在中医看来，就是"气化"的作用。气化狭义地说，就是脾胃对水谷精微的运化，对水湿的运化，相当于西医所说的对营养物质和水液的代谢。

中医的概念中，脂肪就是膏脂。正常情况下，膏脂不断地生成，体机也在不断消耗，存在一个平衡点。如果这个平衡被打破，膏脂的生成过多或者机体的消耗过少，它就会成为一种病态的产物，也就是痰浊或痰湿（中医认为痰是人体水液的异常聚集）。

但不管是生成过多还是消耗过少，中医都认为"胃强脾弱"是肥胖形成的主要原因之一，也就是胃肠的消化功能旺盛，但是脾胃的运化功能不足。吃得多、吸收多，但是消耗不完而导致膏脂堆积。还有的人吃的虽然不多，却因为消耗比较少，"气化不力"，也就是"气虚"，同样会有肥胖的外形，这种就属于虚胖。相对于实胖的人来说，虚胖的人水湿多痰的症状更为明显，对健康的影响也更大。

一项由某减肥门诊进行的研究表明，在500名单纯性肥胖的人中，女性是男性的六七倍。在对他们进行中医辨证时，多属于脾虚痰湿和胃热湿阻两型，加起来占到总数的七成以上；其次是肝气郁滞和脾肾两虚。而在针对他们进行三酰甘油检查时，发现在所有三酰甘油偏高的肥胖者中，脾虚痰湿和胃热湿阻型占到八成以上。这个研究结果说明，女性较男性更容易肥胖，而且单纯性肥胖合并高血脂特别多。同时也说明脾胃在脂质代谢中有重要的地位，脾虚痰湿、胃热湿阻都是肥胖形成的主要原因。

在针对女性的专门调查中发现，除了遗传性因素外，大多数与吃得多、活动少、产后（同样是吃多动少，营养过剩）、习惯性便秘有关。

为什么脾虚、痰湿，人会胖起来呢？在中医看来，痰、湿是水液代谢异常的产物，而脾主水液的散布，脾虚失健，水液不能正常散布，则"停而为湿，聚而为饮，凝而为痰"。故中医有"脾是生痰之源""诸湿肿满，皆属于脾"，甚至有"百病皆由痰作祟"之说。

我们在前面讲过，痰实质上就是一种毒素。我们一般说的痰，是指呼吸道的分泌物，里面常常包含着致病菌，所以我们提倡不要随地吐痰，而是要把它包裹起来扔到垃圾桶里。中医所说的痰，范围要广得多，主要是指内痰，有些中医认为是人体内的体液在致病因素作用下，失去了正常的运行途径和规律，凝结而成的黏稠有害的液体；有些中医则认为存留在体内多余的膏脂也是痰。

中医认为体内有湿毒、痰毒的人，多是因为喜食肥甘厚味，也就是高热量食物。从现代医学的角度来看，这种体质的人血糖、胰岛素水平显著高于其他人群，主要原因是胰岛素对糖代谢的调节作用失常，导致糖被大量转化为脂肪贮存，糖代谢失常的结果为脂肪代谢紊乱，所以呈现出肥胖的体态。

这里我们可以看出，虽然造成肥胖的原因是比较复杂的，但大多数的肥胖，不管是从中医还是从现代医学来看，其成因中是有相当一部分是重合的：肥甘厚味（高热量、动物性食物）——脾虚痰湿（代谢失常、体内毒素）——身重（肥胖、脂肪堆积）。

　　我以前在内科实习时，看过一个比较简单的痰湿证。当时有一位大妈，一看就是个宽厚善良的人。身体比较胖，眼睛也很肿。她当时告诉我说，自己那阵儿脸上比较爱出油，身上爱出汗，汗也显得很黏，总觉得困，胸闷痰多。南方的雨水特别多，下雨那阵子，她会觉得浑身哪儿都不舒服。另外就是大便不好，也不是拉稀，就是比较稀软。

　　这是典型的脾虚痰湿。跟带我的医师商量后，我给她开了平胃散，这个方子是常用方，只有四味药，苍术、厚朴、陈皮和甘草。主要的作用就是燥湿祛痰、行气健脾。中医科流传着一句话，"一日开到晚，香砂平胃散"，一方面是说这个方子虽然简单，却被称为"治脾圣药"，是治消化不良等毛病的常用药；另一方面是说有这方面毛病的人比较多。吃了没多久，大妈痰湿证的症状基本上就消失了。

　　为什么说脾虚痰湿容易发展为糖尿病呢？简单地来说，糖、脂肪、蛋白质这些东西，也就是中医所谓的水谷精微，都要依靠脾的运化而布散全身，当脾虚失运、尽不到转输营养的职责时，血中之糖不能输送至脏腑及四肢，血糖就会增高，糖尿病就来了。现代医学认为，是体内的胰岛素分泌失常，对血糖不能及时转化。中医和现代医学在这点上的观念是异曲同工的。

现代中医治疗糖尿病越来越重视从脾虚痰湿的角度来辨证，治疗的思路也集中在燥湿健脾上。中医常说"胖补气、瘦补血"，而具有健脾益气作用的中药，比如黄芪、人参、白术、苍术、茯苓、山药、黄精等，也都被证实有降低血糖等作用。这也从一个侧面说明了两者之间的关系。

广东人喜欢煲汤，当地的气候也容易在体内积蕴湿热，如果疑心自己有脾虚痰湿，不妨去中医院辨证一下自己的体质。确实是这种体质时，在平时煲汤的时候，多用黄芪、茯苓、山药、陈皮等材料，也是有相当作用的。

对于平时还要上班的女性来说，煲太复杂的汤，可能精力上顾不过来，这里推荐一款最简单的素汤，山药冬瓜汤：用山药50克、冬瓜150克，切大块，在锅中文火煲30分钟，调味后即可。这款汤虽然特别简单，但能健脾、益气、利湿，用的时间也特别少。

还推荐一款黄芪山药薏苡仁粥。

材料：黄芪、山药、麦冬、竹茹、薏苡仁各20克，粳米50克。

制作方法：山药切成小块，与黄芪、麦冬、白术等一起泡透后，再加入其他所有材料，加适量水用火煮沸，改文火熬成粥，根据口味也可加少量白糖。

这款粥不仅能益气养阴、健脾化痰，还能清心安神，对平时压力过大的女性别有益处。

周末断食法，给肠胃一天假

我们在刚开始的时候就提到过断食排毒法。长时间通过断食来排毒、减肥，有相当大的危险性和迷惑性，一定要注意。但短时间的断食，对有些人来说确实是适合的，不仅没有不适，还使消化系统的功能更强，以前腹胀、腹部隐痛的毛病没了，血脂水平降下来了，证明断食、刮肠对他们是有帮助的。

说起断食来，在古代中国、印度可谓历史悠久，是很多人采用的养生方法。在西方，基督教和伊斯兰教都有类似禁食的教义和教规。这些历史和风俗，跟健康并不是完全无关的，其中自然有它的合理性。有句老话说，"若要身体安，常带三分饥和寒"。

对有些贪吃的人来说，身体内摄入的营养常有过剩的情况。有的人每天不停地吃吃喝喝睡睡，干什么都少不了用吃来助兴，嘴巴都没消停，消化系统严重超负荷，肠胃从没闲过。人如果不休息就无法好好工作，同样的，肠胃无法休息就没办法长期正常运行，身体代谢也会越来越差。

现在不管是国内还是国外，对养生基本上有个共识，就是"七分饱"的观念。这其实就是在每餐中都有一个小断食，把另外的"三分"给断掉，从而让肠胃的负担不至于过大。但在实际生活中，因为这样那样的原因，我们经常做不到这点，在这种前提下，通过适度断食来硬性让肠胃休息一下，也是有益的。

如果真要尝试断食法，我推荐"一天断食法"，时间不要过长。前一阵媒体上讨论过长假短假的问题，认为短假对身体的调整更有效，过长的假期反而让人上班很久都恢复不到正常状态。其实对肠胃来说，这个理论也合适。短期断食有一定的排毒保健功效，不需要严格的程序，一般在家就可以自行进行，比较简单安全。

一天断食法最好安排在周末或者其他休息日进行，避免外出和剧烈的体力活动，身体过于疲惫时不适合断食。从头一天晚上开始断食，到第二天的晚上恢复进食。头一天的中午正常进餐或适度减食，以使身体各个系统开始适应。之所以不选从第一天早上到第二天早上的这个24小时，是为了避免太过饥饿影响晚上的睡眠。

断食期间，除了水、蔬菜汁或果汁外，不食用任何食物。柠檬汁、橙汁、胡萝卜汁、芹菜汁都是不错的选择，不仅能帮助排毒，还能提供身体所需的维生素和矿物质，其中的糖分也不会让人感觉太饥饿。

在这24小时内，不要老想着吃还是不吃的问题，要转移注意力。看一部久违的电影、读一本引人入胜的小说、做个面膜、泡个澡、睡个美容觉……甚至可以试试瑜伽中的冥想，想象身体正在进行大扫除，毒素和垃圾正在一点点地被清理，身心放松的同时，还有意念排毒的效果呢。

断食结束后，胃的容量和消化液相对减少了一些，因此恢复饮食要采取循序渐进的方式，可以少食多餐，尽量吃清淡和流质食物，两天后再恢复正常饮食。就频率来说，我建议初次尝试断食的人，可以一个月一至两次，等到适应后，可以维持一周一次。

再次强调，断食不能超过一天。如果患有糖尿病、低血糖和其他不适合断食的疾病，以及孕期和哺乳期妇女，都应该严禁断食。

第四章

清肠篇：懒惰的肠道会成为垃圾场

肠道管理的一个难题，是在腹部不大的空间里，好几米长的肠道挤成一团，形成了很多曲折的弯道。这有其道理，肠道需要一定的长度，才能增加与食物接触的面积和时间，以便更彻底地吸收营养，但从另一个方面来看，这样也增加了排泄的难度，更容易导致便秘。肠道就好像城市中的道路，道路如果直道少、弯道多，拥堵的程度肯定更严重。

要想改善便秘的问题，使排泄尽量少受这些弯道的影响，除了要润肠、刮肠，还要清肠，也就是通过饮食上的调整，配合身体活动，来促进肠道的蠕动。肠道活动起来了，就像流着活水的小溪，代谢能力自然就变强了，肠道的环境会更清洁，积存的毒素也会更少。

纤维素没营养，却是肠道的清道夫

我们提出润肠、刮肠和清肠，只是为了方便从不同的角度来说明肠道管理，事实上它们之间有时是难以完全划清界限的。润肠、刮肠、清肠，都是为了最后能彻底清理肠道，让肠道变得干净无毒，这才是我们最终的目标。

所谓清肠，其实就是通过食用含纤维素较多的食品，或者通过按摩等物理方法，来促进肠道的蠕动，帮助肠道排便、排毒。

纤维素我们已经多次提及，但到底什么是纤维素呢？

食物纤维就是食物中含有的一些植物元素，这东西是不能被人体直接吸收的，在消化道中旅行完，最后还是要离开人体，重新进入大自然的循环圈。我们平时吃的东西中，含纤维的食物主要是来自蔬菜瓜果类、谷物类（主食）、豆类及果仁类，像肉类及其他动物性食品都不含纤维。

纤维素虽然看似没用，不直接提供营养，却是维持健康的一种要素。我们提倡饮食以植物性食物为主，动物性食物不要超过两成，主要的一个原因就在此。**在肠道管理的过程中，纤维素、益生菌，都是非常重要的元素，记住这两个重点，肠道管理的问题已经解决了一大半。**

事实上，部分食物被人们称为排毒食品，基本上归功于它们中所含有的纤维素。

纤维可分为水融性纤维和非水融性纤维两类。

水融性纤维的代表就是果胶、树胶，在进入消化道，吸收水分之后，会形成膏状的物质，吸附能力很强，能将有害物质裹住（比如重金属），随着粪便排出，对减低血液的胆固醇、保持血糖的正常非常有好处。这一类的代表食物有豆类、谷物皮、水果（果胶）、海带等，我们可以看作是有清肠作用的食品。

非水融性纤维在吸收水分后，会像海绵一样变软发起来，增大粪便的体积。它们的主要作用就是帮助肠道蠕动，及时把粪便排出体外。这一类的代表食物有没经过精加工的谷类（糙米）、蔬菜（芹菜、红薯）等。

对于普通人来说，不用分清楚水融性纤维和非水融性纤维的区别。我们平时吃的谷物、豆类、蔬菜、菌类中，都有不少富含纤维素，有的食物中同时包含着两种纤维素，比如苹果里面的果胶很丰富，是水融性的，但苹果皮里面非水融性的纤维素也很多。如果你平时吃东西不是特别挑食，各种各样的东西都来点儿，那么水融性纤维和非水融性纤维就都能得到充足的补充。

我有一位朋友，在外头吃饭时最喜欢点"凉拌黑木耳"这道菜。他说：黑木耳是排毒的食物，不是说现在这些小店都用地沟油吗？那么我干脆一边"吃毒"，一面"排毒"，这总行了吧？

这确实有一定的道理。木耳不仅富含矿物质和维生素，还是一种非常好的排毒食物，而且同时含有水融性和非水融性纤维。黑木耳中的这些食物纤维，可以增加肠道中的有益菌，将肠道中多余的脂肪和其他废物抓住，加速它们的排出，减少胆固醇，增加饱腹感，不仅对普通人有好处，对糖尿病患者更是益处多多，确实是很好的食材。

除了清肠、排毒，木耳还有一个重要特点，就是热量低，但进入消化道后所占的体积很大，也就是能耐饿。从现代医学的角度来看，对血脂高、血压高及血糖高的"三高人群"来说，对饮食进行控制是非常重要的治疗方式，从这个角度来讲，它还是"三高人群"的良药。

我非常佩服这位朋友的"智慧"，但像他这样吃的效果实在有限，何况这凉拌木耳也是路边小店的出品，质量就更打折扣了。如果真想用黑木耳排毒，我还是建议大家在家里做木耳来吃，比如用木耳、洋葱做凉拌菜，就非常可口，排毒的效果也更强。此外，洋葱中的醛类芳香精油化合物和黄酮类物质具有明显的降血脂作用，和木耳配起来，对肥胖、高血脂、高血糖都有非常好的效果。

地沟油的害处，主要是因为它里面含有很多毒性强烈的化合物。如果不经控制，这些油脂就会经由小肠转移到身体各处，对人体产生极大危害。而黑木耳的排毒功能，主要和它含有胶质（水融性纤维素）有关。它的强吸附性可以把体内的各种毒素、尘埃包裹起来，再排出体外。以前城市里面有很多弹棉花的工人，他们每过一段时间就要吃一顿木耳，就是因为木耳胶质的吸附作用。

当然了，黑木耳的排毒效果虽强，但它最多只能起到事后补救的作用。最重要的还是平时一定要少在街边小摊吃饭菜。一般街头的油煎食品摊、炒粉炒面摊、烧烤摊等，除了卫生无保障，煎炸烧烤这样本身就属于不健康食品外，吃到地沟油的概率也会大大增加。地沟油与一般食用油在外观上是很难区别的，但是其中的有害成分确是成百倍增长，对人体已知和未知的潜在危害都非常大，大家最好敬而远之，让它没有市场。

吃木耳也有讲究，一定要高温煮熟，才能更好地吸收它的营养。很多食物如果煮得太熟，营养往往会丧失掉，比如新鲜的蔬菜，但木耳相反。经过高温煮熟后的木耳，其中的食物纤维和多糖的溶解度，才能最大限度地被吸收利用。

还要注意的是，如果脾虚、大便松软，平时容易腹泻，这种体质的人要少吃黑木耳。有凝血问题的人，也不要吃。

肠道太懒要激励，坚持"时钟"按摩法

一般情况下，只要我们注意饮食均衡，平时注意吃一些润肠的食物，少一些煎炸涮烤和熬夜，其实就能很大程度上避免便秘了。

但对于已经有了便秘的毛病，而且持续了一段时间，短期饮食上的调理还不能见效的情况，还应该采取一些其他的手段。对于这类便秘，不能指望一两个方法会有奇效，立竿见影，而是要有打持久战的准备。如果这个方法不行，就换一种方法，如果一周不能见效，就坚持一个月、两个月，只要方法对，总会见效。

我们前面介绍过喝酸奶、蜂蜜水、陈醋等润肠的方法，这些方法还是有一定的局限性，对于胃寒、胃酸过多或对奶制品不耐受的人来说，仍然可能出现不适。这个时候，还可以试试按摩的方法，用物理的方式促进肠道蠕动。

孩子两岁多的时候，大便比较不规律，有时候两三天才排一次。为了培养他规律排便的习惯，每天早餐后，不管他是不是有便意，我都让他坐在小马桶上，将他最喜欢的公仔放在前面，对他说："喜羊羊拉不出便便了，憋得好难受，你帮他拉出来吧！"一边鼓励他用力，一边用手在他小腹上

慢慢转着圈儿按摩。

这个办法看起来比较笨，却非常有效。坚持了一段时间，虽然很耗人的耐心，却终于使孩子有了定时排便的习惯。

对于便秘，按摩方法和药物、食物相比同样有效，而且安全性高，还能随时随地进行，连上班开会的时候，都不妨暗中按摩一下。

腹部按摩的主要方法是：

先将掌心紧贴腹部皮肤，或者隔着衣服也行，力度稍大一点即可。按摩时最好顺着肠道蠕动的方向，像时钟的走向一样，从右下腹开始按顺时针方向以环形按摩至左下腹，按压时呼气，放松时吸气。每次大约10分钟。

大家看人体解剖图的时候，就能看到腹腔内的结肠，是从右下腹开始向上走（升结肠），到腹部上端后折了一个弯，平伸到左侧（横结肠），再开始向下直到左下腹（降结肠），然后是短短的一段乙状结肠与直肠相连接。进行按摩的时候，也是从结肠的起始端，顺着结肠的位置，一直到直肠这个方向来用力。你可以想象成，从一个"门"型软管的左下端开始，将一粒球一直挤到右下端的出口。

虽然这种按摩可以随时进行，但一般选择晚上入睡前或晨起时最好，注意按摩前排空小便，否则很容易因为按摩引起尿意。

按摩腹部是有效的，可以强化胃的消化，促进肠道的运动，只是不宜在过饱或过饥的情况下进行。另外要注意的是，一旦有了便意应该马上去排出来，不要等，即使是等几分钟，也可能会让便意消失。

这里再告诉大家一个小窍门，当大便将出不出时，不要着急，心情放轻松，用食指压迫会阴穴（人体肛门和生殖器的中间凹陷处），可助大便缓缓排出。

除了腹部按摩这种应急策略，人的腹部肚脐周围，还有几个更有针对性的保健穴位，有强化肠道、消除便秘的作用，为了肠清健体，大家也不妨学起来。

首先是关元穴，它是人体保健的第一大穴位，有"固本培元、补益下焦"之功。能调节内分泌，促进肠道正常运转。取穴时仰卧，此穴位于人体前正中线上，肚脐的正下方3寸处。

关元穴有两种按摩方法，按揉法和震颤法。按揉法是用食指指腹按摩的方法，适当用力按摩一分钟，以小腹内感觉有气体在转动为好。震颤法是将双手十指并拢，一上一下置于关元穴上，微微加力然后用双手快速地、小幅度上下敲打按摩。

另一个穴位是肓俞穴，它是足少阴经与冲脉的交会穴，按摩此穴有强化脏器、利尿消肿、清除宿便的功效。取穴时仰卧，在腹部正中，肚脐两侧旁开0.5寸处（约1指宽）。按摩时先用双手食指按压两侧肓俞穴30秒，之后再顺时针方向按揉此穴2分钟。

不管按摩哪个穴位，按摩手法和强度以能耐受为度，开始稍轻，随后逐渐加重，结束时轻柔和缓。不管你有没有受到便秘之苦，经常按摩这两个穴位，都可以起到强身健体、清肠排毒的保健功效。

这里想要提醒大家一点，结肠运动是有自己的规律的，一般在晨起和三餐后，我们应该顺着结肠的这个规律，养成和坚持每日定时排便的习惯。在排便前，再配合按摩肚子，效果就会很突出了。最忌讳的就是强忍便意，破坏它的规律性。

经期肠道容易怠工，试试红薯红糖水

不同于那些顽固性便秘，有些女性会有规律性的便秘，每个月都有一段时间，过了那段时间又恢复正常。这就是经期便秘。

月经是女性拥有生殖能力的表现，从青春期第一次来，一直到绝经进入老年为止，它将伴随女人的一生。处在生理期中，即使是身体比较健康的女人，也总会有点儿不舒服，腰酸、肚子难受都很常见，这是正常的，但却让人不易忍受。如果这个时候又遇上便秘，就有点儿雪上加霜的意思，痛苦难与外人道哉。

经期便秘，一般发生在月经前一到两周，来潮前2～3天加重，行经后症状逐渐减轻并消失。

为什么便秘容易在生理期时发作呢？这跟女性生理期中的激素分泌有密切的关系。大概在月经周期的第22天，排卵后黄体形成，卵巢就会分泌孕激素。这本来是为怀孕做准备的，孕激素的分泌会使子宫内膜增厚，子宫内储备大量的营养物质。可另一方面，孕激素能降低胃肠道平滑肌的张力，抑制肠蠕动，从而使肠对各种刺激的敏感性降低。我们前面说过，肠道在粪便快要蓄满时，就会发信号给大脑，引起便意，可现在它的敏感度降低了，没有及时察觉，信号就发不出去，或者发得不及时，这样就难免会便秘了。

有痛经经验的人知道，在痛经的时候，最好的缓解办法就是躺着别动，最难受的姿势就是上厕所。这个时候如果有便秘，想排排不出来，别提有多痛苦。处于经期的女性脾气比较大，跟生理上的这种痛苦是分不开的。要想舒服地度过经期，除了针对痛经的治疗外，解决便秘也是关键。

我有一位患者，就长期有经期便秘的毛病。每次来例假前，紧张得饭都不想吃，生怕又便秘，结果每次都特别准。有几次她实在受不了，就私自去买了点儿泻药，结果那次例假成了生命中难忘的记忆，以前本来不显著的痛经，突然像爆发了一样，让她简直下不了床。

她在看病的时候，顺便问起这个问题，我告诉她，问题正是出在那个泻药上，以后千万别吃了。

要知道，经血是子宫内膜剥落后，借子宫收缩之力将其排出的。泻药大多性属寒凉，经期服用后会导致气血凝滞不畅，子宫收缩无力。难以排出的经血会形成血块，排出去的难度只会更大，子宫不得不加大收缩力度，引起痛经、腹胀、腰痛等问题，甚至是更严重的妇科疾病。如果为了解便秘的一时之急而服用泻药，实在是得不偿失。

我给她推荐了一个适合经期便秘的小偏方：红薯红糖水。

将红薯削皮切成小块，加水适量煮，待红薯变软后放红糖、加2片生姜，煮开后即可食用。

《本草纲目拾遗》认为红薯有"补虚乏，益气力，健脾胃，强肾阴"的功效。食用红薯可以补中和血，暖胃生津。红薯含有大量膳食纤维，质地细腻不伤肠胃，还能刺激肠道蠕动，益气通便排毒。红糖可以补血益气，利于经血下行，适于经期服用。

上中学的时候，校门口有两个卖烤红薯的摊儿，离老远就能闻到诱人的香气。尤其是早晨两节课后，肚子已经有点儿咕咕叫了，总有几个胆大的男生，敢在老师转身的瞬间溜出去，只是为了能早一两分钟买到烤红薯。

烤红薯是我少女时代最喜欢的食品，现在回想起来，一是庆幸那个时候胃口比较好，能享受到这种美味，二是那个时候也确实从未有过便秘，想来跟喜欢吃红薯不无关系。只是要注意，红薯里含有一种名叫"气化酶"的物质，食用后在胃肠中会产生大量胃酸，出现烧心、反胃、呕吐酸水等症状，所以有胃病的人不宜服用此方。我那个时候有几个同学，胃就不太好，一吃红薯就泛酸，只能是看着我们大嚼特嚼，羡慕嫉妒恨了。

经期便秘，饮食调节是最好的方法，每天喝足8杯水是缓解便秘的基本措施。除此之外，每天要吃一定量的蔬菜与水果，比如香蕉、猕猴桃、柚子、苹果等；适当吃些粗粮，比如薯类、糙米，它们含有的食物纤维和有机酸能促进肠蠕动，是典型的激肠食品，其中食物纤维除了促肠蠕动，还能在肠道中充分吸收水分，使大便变松变软，利于排出。

对于单纯的经期便秘，只是女性在特定生理期的一个正常反应，不要过于紧张，只要放松心情，注意饮食和生活调节，就能让自己远离便秘之苦。

提防孕期的便秘惊魂，蔬菜排毒最安心

女人一生中总要经历一些比较特别的时期，比如初潮、发育、怀孕、生产等。在迎接它们的时候，除了惊讶、欣喜，还有很多难言的烦恼。尤其是孕期，在体会那种生命在自己体内成长的喜悦的同时，也要体会各种身体上的艰难，苦苦等候分娩解放的一天，然后再去迎接照顾婴儿的辛苦。

在孕期中，除了早孕反应、行动不便、异常小心地提防感冒生病、容易腰酸腿肿等苦恼外，还有一个就是孕期的便秘，特别让人难受。便秘不仅偏爱生理期的女性，还偏爱怀了孕的女性，尤其是孕晚期的准妈妈。

孕期的便秘比起生理期的便秘又有所不同。生理期的便

秘虽然让人很痛苦，但毕竟还能忍受，孕期的便秘却有相当的危险性，稍不注意，对胎儿会造成严重影响，甚至引起早产。而且在治疗上，因为孕期的特殊性，孕妇什么药都不敢吃，找不到正确方法的话，就只能强忍着。

有天我正上班的时候，接到一位老同学的电话，说她怀孕有好几个月了。我还没来得及恭喜她，电话那边儿已经快哭出来了。

怎么回事呢？原来，我这个老同学感情上一直波折不断，是真正的晚婚晚育，结婚好几年又一直怀不上，一家人这个愁。好不容易找了个老中医，调理了一年多，怀上了宝宝，全家人还没高兴几个月，她又患上了严重的便秘。老同学在电话那边说，家里人怕她排便的时候一用力，把宝宝给提前生出来了，每次她上厕所前都会提醒她几遍。

孕期由于激素的影响，加之食物精细、体力活动减少、晚期胎儿逐渐增大、膨胀的子宫压迫肠道等因素，很容易发生便秘。便秘会使孕妇腹痛、腹胀、情绪暴躁，严重者可导致肠梗阻，并发早产，危及母婴安危。

有些便秘的孕妇在分娩时，堆积在肠道中的粪便还会妨碍胎儿下降，导致产程延长甚至难产。孕期便秘害处很多，但在治疗时因为顾忌到胎儿，怕药物可能会通过胎盘和母乳对胎儿造成影响，很多人都不敢轻举妄动，甚至宁可忍着痛苦硬扛，不做治疗。其实这个时候，不治疗也有很大的危险性，毕竟你不知道这个便秘什么时候才会结束，如果越来越重，治疗的难度会更大。对孕期的便秘，在治疗上应该选择天然、安全的食疗方法，不仅效果显著，也能让准妈妈安心。

我告诉老同学，孕晚期的时候，孩子在肚子里已经长得相当结实了，并不是想象中那么容易早产。越是害怕用力，不敢用力，越是便秘得厉害。要是一点儿力不敢用，单靠肠道的蠕动把大便推出来，那确实有一定难度。但是，这个用力的分寸也确实不好把握，要点是短暂用力，不能太长时间憋气。

最好的办法还是从饮食上去调理。我给她推荐了芹菜、魔芋素拌菜，让她在三餐的间隙试着吃。这个素拌菜的做法是这样的：

准备好芹菜4根，魔芋半块，木耳4朵，胡萝卜1根，白糖、盐、醋、香油各适量。

将芹菜去叶后洗净、切成小段；魔芋、木耳、胡萝卜分别洗净后切丝；将所有材料全部汆烫，沥干后装盘，撒上白糖、盐、醋、香油，拌匀后即可食用。

芹菜含有大量粗纤维，可以刺激肠蠕动，促进排便；魔芋几乎没有热量，日本人称它为"胃肠清道夫"，含有丰富的植物纤维，具有整肠、排毒功效，而且含有极易溶解、可被人体吸收的钙，对孕妈咪十分有益；木耳可以吸附毒素和灰尘。这几样搭配食用，可以全面调动和激发肠道功能，使肠道排毒系统正常运转，缓解便秘。

她吃了一段时间，感觉有明显的改善，再也不用天天提心吊胆了。

怀孕的女性不要过度进补高营养的食物，要多吃一些含纤维素多的绿叶蔬菜和水果，合理膳食；另外，不要太迷信静养，适量轻缓的运动还是需要的，比如散步、深呼吸、做保健操等；不管有没有便意，养成定时排便的习惯。做到这些，便秘一般不会来找你。

还要重点提醒，跟生理期的便秘相同的一点，就是绝对不要碰泻药。这个东西很可能会促进子宫收缩，那才真是有早产的危险。孕晚期的女性，真是遇到严重的便秘，到医院去开药，也只是给一些润肠或外用的开塞露等药物，而且医生会叮嘱不要长期使用。

饮食均衡多运动，让排毒迎来幸福线

女性为什么会比男性更容易发生便秘，现在还没有一个权威的说法。

我的个人意见是，因为女人的传统社会定位决定了她要做更多的家务，在家里待的时间更长，不管是社会活动还是体育运动，都要比男人少得多。加上女人的情绪容易被影响，工作和家庭两方面的压力，使很多人长期处于压抑和苦闷的精神状态中。女人对外表的敏感也容易引起焦虑。而且女性特别的生理期、孕期，激素分泌的异常，这些都对代谢有影响。女性之所以容易便秘，应该是这些因素的综合作用。

除了正常的代谢被破坏，引起毒素在体内的累积外，环境污染和食品安全因素也是女性需要排毒的原因。

在形形色色的食品问题中，有些是在食品或饮料中使用非法添加剂的，比如苏丹红、瘦肉精、塑化剂等；有些是在食材制造中造假、被污染，含有毒物质，比如地沟油、含镉大米、毒姜、有毒熏肉；还有一些是随着科学研究发现或食品的安全标准提高，以前看起来没问题的做法，现在发现有问题。比如转基因食品可能造成的健康损害，农药、化肥等使用过度造成残留，家禽家畜饲养中使用抗生素等。

这些问题产生的原因固然复杂，但大多数是我们个人无力应对的，防治起来要靠国家和全社会的力量。我们所能做的，就是找到预防和清除这些毒害的具体方法，尽量减少被危害的程度。

女性的排毒，前面我们从润肠、刮肠和清肠三个方面，围绕着肠道管理来分别介绍，重点都放在了饮食上面。这里可以大致总结一下：

润肠的重点，是食用含有益生菌、增加肠道水分、使肠道避免干燥的食品，重点是让肠道的菌群均衡，消化和吸收良好，润肠通便。

刮肠的重点，是多食用低热量的植物性食物，减少肠道中的油脂摄入，使肠道保持清淡，减少过多的脂类物质进入血液，避免在体内储存更多的脂肪。

清肠的重点，则是适量进食含纤维素丰富的食品，促进肠道蠕动，加速排便和排毒。

对具备排毒功效的典型食品，我们也可以大概归纳一下：

酸奶：食品中益生菌的主要来源，增加肠道的有效菌，增强消化吸收能力，润肠通便。

蜂蜜：润肠补气，清热解毒，含有多种消化酶，增强消化能力。

木耳：具备多种纤维素，增加饱腹感，减肥排毒，是"三高"人群的首选食品。

猪血：润肺排毒，滑肠作用强。

绿豆：比较凉的食品，能清热解毒、利尿消暑。纤维素也比较丰富。

苦瓜：清热解毒，消暑明目，抗癌，提高免疫力。

苦茶：含有茶多酚，是天然抗氧化剂，对重金属有沉淀作用，降血脂，防血栓。

海带：排除体内的胆固醇，利尿益肾。低热量，减肥排毒。

柚子：富含果胶，帮助排出重金属。

豆腐：植物蛋白丰富，易消化，低热量。

红薯：纤维素、矿物质、果胶都比较丰富，减肥、抗癌。

芹菜：富含纤维素，清热利水，凉血清肝，降血压，助排便。

其他日常的蔬菜瓜果，很多都是具有排毒功效的，我们会在附录中详细介绍。

除了饮食上注意不挑食，多吃有排毒功效的食物，加强运动也是非常必要的。我们在前面介绍过腹部的按摩法，可以说是一种局部的运动，直接对肠道施加压力，促使其蠕动。可是，相对这种有限的运动，全身运动的作用更强，因为它不仅能促进肠道蠕动，还能强迫全身的代谢加速，改善所有内脏的功能。

我们在刚开始提到，排毒要从四个方面做起，饮食、生活习惯、环境和情绪，运动可以说是生活习惯中最需要去改变的。中医说"久卧伤气"，而人体的气是推动代谢的力量，气伤则血难行，代谢就会变得缓慢、阻滞，毒素、垃圾也就应运而生。

要想在比较短的时间内，实现迅速排出体内毒素、消减脂肪的效果，通过运动排毒和饮食控制相结合，才是唯一的办法。运动不仅能加大肺活量，帮助排肺毒，还能让皮肤出汗，让皮肤排毒。它能调动所有的排毒器官，增强它们的代谢能力，让人体彻底地清瘀激活。

这里把我给一些朋友和患者的一周排毒运动建议写出来供大家分享。

星期一，早上六点半，步行半个小时。

星期二，晚上游泳半个小时。

星期三，晚上瑜伽课程。

星期四，早上六点半，步行半个小时。

星期五，没有主要的运动。

星期六，下午游泳半个小时。

星期天，早上六点半，步行半个小时。

之所以选择步行和游泳作为我的主要运动方式，是因为它们都是有氧代谢运动，而且是全身性的。人在步行或者是游泳的同时，吸入的氧气能够将体内的糖类成分进行充分分解，从而消耗掉身体内多余的脂肪，使身材紧致。同时步行和游泳能增强和改善人的心肺功能，激升全身的阳气，使血液和淋巴循环加速，实现有效的排毒。

步行运动，可以选择小区或者是公园等环境清雅、空气清新的地方进行。在步行的同时，运用腹式呼吸法，强化肺部的循环，把体内聚集的毒素通过呼吸排出来。一般来说，步行30分钟，就可以起到良好的刺激血液循环、运动排毒的效果。如果你觉得自己有能力延长运动时间，可以适当增加运动时间，但是以不超过一小时为佳。

游泳是大家都熟知的一项减肥塑形运动。它能够调动身体的大部分一起运动，对促进淋巴系统循环、加速体内新陈代谢、排出体内多余水分和其他毒素有着非凡的功效。

一般来说，有氧运动的排毒减肥效果要好过无氧运动。大家可以根据自己的实际情况，选择如自行车、慢跑、快走、打网球、健身操等各种有氧运动，每次运动的时间不低于半小时，一周不低于3次。

运动还能通过改善人的精神状态来排毒。就像我说的，排毒说到底是一种生活方式，当你体会到精神上的微妙变化时，会感觉到你正在变成另外一个人，整个充满了活力。而这种时候，所有的不良情绪，压力、焦虑、抑郁，都会随风而去，宛如浮云了。整个人的身体状况也会变得不一样。

2013年有一部奥斯卡大热影片，讲述两个精神病患者迎来新生的感人故事，名叫《乌云背后的幸福线》。我想寄语被毒素困扰的女人，将排毒当成改变自己人生的机会，让排毒迎来一道金色的幸福线。

第五章

护肤篇：从内到外的全面呵护

很多女人对排毒感兴趣，其实并不是因为有便秘、肥胖，而是因为皮肤出现了问题。来看皮肤问题的患者，很多都会问我，脸上有痘痘、长斑，是不是因为身体里面有毒素啊？是不是要排毒才行？虽然她们并不知道其中具体的联系，但这样去浅显地理解也没错——脸上的种种问题，很大一个原因就是身体内部的代谢失调，体内滞留着垃圾和毒素。

还有人有疑问：身体中出现的"毒素"，为什么会容易表现在脸上呢？中医认为，面部的气色与人体气血充盛与否有关，"心主血，其华在面"，正常的面色应该为"光明润泽"，"光明者，神气之著；润泽者，精血之充"，人体气血出现问题，自然最容易在面部反映出来。从西医角度来讲，面部的毛细血管最为丰富，如果说大血管是高速公路、国道，面部的血管就是羊肠小道，都是最细的小血管。当身体的中心位置有毒素时，脏器的排毒作用反应比较快，血管会迅速地将毒素带走。而毒素沉积到皮肤上时，再扫除起来就会比较慢。

还有个原因，就是我们对身体其他部位的关注没有像对皮肤这么强。身体中有少量毒素的时候，往往并没有明显症状，而皮肤中有毒素时，你会马上看出来。给我们的感觉就是，身体有了毒，很容易就上脸了。

皮肤就像是身体毒素的显示器，虽然让我们感觉很不舒服，很没有面子，但从另一个角度来说，却能让我们及时了解身体健康的状况，及时去排毒。皮肤的护理，需要从内到外的全面呵护，身体的状况改善了，皮肤的改善自然也会水到渠成。

皮肤上的异常信号，是身体有毒的表现

很多姐妹在出现痘痘、色斑、干燥、细纹这些皮肤问题时，第一反应是用的护肤品不行，或者自己用得太少。如果用了很多护肤品、化妆品都没什么效果，就会抱怨自己的皮肤不好。但很可能真正的原因，是在身体的内部。

皮肤和身体内部的各个器官，都有着息息相关的联系，内脏器官出现的小小状况，都可能直接反映到皮肤上面来。

皮肤和内脏器官通过什么联系呢？就是通过千千万万个毛细血管、细胞的新陈代谢来联系。

人天生就会"变脸"，因为我们的皮肤总是不断变化着，基底层的母细胞不断分裂出新的子细胞，然后将旧的子细胞推至角质层，最后成为死皮脱落。新的细胞代替旧的细

胞，新皮代替死皮，这个就是皮肤"变脸换皮"的过程，也是人体新陈代谢的一部分。

新陈代谢出现问题时，皮肤会发生什么变化呢？我们来看几个简单的例子：

当老化的角质没有新的角质细胞来代替，就会停留在皮肤表面，使皮肤变得干燥，显老；皮肤上的陈旧黑色素细胞没有及时被分解清理，沉淀下来，就会形成色斑，或使肤色变黑、变黄；皮肤的皮脂腺，汗腺不能有效疏通，清理出分泌物，就会阻塞毛孔，引起黑头、粉刺。这些都是代谢的问题。

婴幼儿的皮肤之所以嫩滑无比，就是因为他们的新陈代谢是最快的，儿童和青少年的新陈代谢也比较快，所以就算他们的皮肤出现一些小问题，也很快会恢复过来。而成年人的新陈代谢会随着年龄增长越来越慢，因而当脸上出现痘痘、色斑、皱纹等问题时，我们往往会觉得即使用了不少美容产品，也还是没有解决问题。如果再有一些不良的生活饮食习惯，例如熬夜、烟酒、疲劳、情绪不稳定等，对新陈代谢造成不利的影响，本应排出体外的代谢废物无法及时排出，在身体里沉积下来，就成了有害健康的"毒素"，这时脸部的皮肤问题就更难消除了。

　　我们都知道，如果想保持屋子干净和清洁，一定要经常打扫卫生；要想减少皮肤问题，使皮肤保持良好的肤质，除了注意脸部皮肤的清洁，也要注意身体内部的新陈代谢，及时清理出影响皮肤和身体的代谢废物。成年人如果想获得年轻态的皮肤，最好的办法就是通过规律的运动加速身体的新陈代谢速度和效率。前面我们讲过，运动加速代谢，对清肠排毒的效果不仅明显，而且非常全面。对皮肤的保养排毒也是同样有效的。

　　只有不断流动的活水，才能让河流清澈美丽，要让身体里的细胞和新陈代谢系统活动起来，有氧运动就是一个捷径。有氧运动的标准是心率保持每分钟150次的具有节律性的运动，当达到这个标准时，人体吸入的氧气与需求相等，可以将氧气带到身体各个部位，提高新陈代谢率。有氧运动是一种强度低、有节奏、持续时间长的运动，持续半小时以上的慢跑、骑自行车、韵律操、太极等"轻量级"的运动都是非常有效的有氧运动。

　　新陈代谢的正常进行，有赖于身体各器官的正常运作，因此要保持新陈代谢的正常运作，就一定不能"亏待"了身体内的各个排毒器官。

　　我认识一位女士，去年在眼角下方出现一块指甲大小的褐斑，为此她用了不少祛斑的护肤品，但这个恼人的斑点却没有一点要减淡的意思，反而有变大的趋势。这位女士曾想过做激光手术去掉褐斑，但又担心斑点的位置离眼睛很近，做激光手术可能伤害到眼睛，于是就来问我意见。

我见她除了脸上有色斑外，整个的脸色也是不太好，眼睛里还布满了血丝，一看就知道是经常熬夜的人。一问她平时的起居，果然她因为工作加班经常要熬夜，平时还要照顾孩子，因此生活上有不少压力，时不时就爱生闷气，月经也不规律，这几种症状都指明她的色斑和脸色差很可能和肝、肾的排毒有关。

肝和肾对女性的身体非常重要，我们常听说"女子以肝为养""女人肾好没烦恼"，说的就是肝、肾的调理对女性的重要。肝和肾是身体重要的排毒、过滤器官，也是养血、养阴、养气的脏腑。色斑是黑色素沉淀过多导致，黑色素为什么沉淀过多，是因为新陈代谢变慢，新陈代谢为什么会变慢，是因为体内排毒的器官出现问题，没能及时地将有害的废物分解过滤，而这些有害的废物成为"毒素"，又反过来影响身体各器官的循环运作，最终就反映到脸上来了。肝、肾的新陈代谢受影响，养血、养阴、养气的功能自然也受到了影响，反映到脸上，就显得面色萎黄，双眼无神了。

肝、肾对女性的重要性，还体现在月经上。每个月女人的月经就相当于是子宫的一次大扫除，这时子宫内膜剥离出大量的组织碎片、各种酶类和生物因子，这些都是子宫新陈代谢的废物，和这些代谢废物一起排出体外的还有少量的血液，旧的血液排出，能刺激骨髓制造出新的血液，这对女性的健康有着很大的益处。

肝肾失养，影响到月经，往往就会造成经期不规律，月经量少或量多、痛经等情况，反应在脸上，就容易在月经期间出现长痘痘、脸色苍白、皮肤粗糙等问题。这也是皮肤科医生治疗青春痘、黄褐斑等往往从肝肾调治的原因。

小小的一块色斑，背后可能是新陈代谢异常，肝肾排毒不畅、失调养，生活习惯不好，内分泌失调等身体内部问题"共同作用"的后果，因此在出现皮肤问题时，不要只想到是皮肤的错，要尽量全面地考虑到身体的状况和平时的生活习惯。反过来，如果想要有好的皮肤，就一定不能忽略了身体内部的排毒和调养。

女子以肝为养，留神脸颊上的小问题

　　古代医学不发达的时候，女人容易患肺病，而且是致命的。比如林黛玉，就是被肺病折磨。现在医学比较发达，肺病已经不是大问题了，我们说起跟女性密切相关的脏器时，比较注重是肝、脾和肾。其中肝、脾都跟消化有关，肾则包括了整个生殖系统。

　　肝脏在人的代谢、消化、解毒、凝血、免疫调节等方面，都起着非常重要的作用。从排毒角度来说，肝脏是身体最重要的排毒器官，肠胃等吸收的有毒物质大部分要在肝脏经过解毒程序，才能变为无毒物质。如果身体里的毒素太多，肝脏长期加班加点地工作，最后的结果就是，不管肝脏再努力，还是有太多的身体毒素无法及时排出去，反映到人的皮肤上就是脸色暗哑、色素沉淀。

　　很多女性不知道肝与皮肤之间的这种关系，不知道肝脏对女人的重要性，长期酗酒抽烟，人为地去伤害肝脏。我们说女人的美丽要靠充足的睡眠，是因为晚上11点到凌晨3点这段时间，是人体的"美容时间"。为什么呢？因为这个时候就是肝、胆的工作时间，它正在忙忙碌碌地清理身体内的垃圾，分解着有毒的物质。如果这段时间不睡觉，皮肤就会粗糙、精神就容易疲劳、口苦咽干、火气大。除此之外，乳腺增生、脸色蜡黄、情绪抑郁、指甲表面有竖纹或者凹陷……这些问题综合起来，基本上可以判断你的肝脏出现了问题。

刚上班的时候，曾有一位患者来看痤疮，脸上的痘痘长得很集中也很茂盛，甚至有些大大小小的脓疱。我给她开了一些常用的外用药，还有洗剂和内服药，主要以清热解毒、清理湿热为主，但调理了好几个疗程，效果却很不理想。患者对我的信心不足，我自己也感到心虚和焦虑，问题到底出在哪儿呢？

趁着一个机会，我将患者的病历给导师看，也把心里的疑问讲给他听。导师看上去很随意地翻翻病历，说你这个病历写得不错啊，很详细。最后，他告诉我说，你回去留意一下患者的肝，可能会有帮助。一句话点醒了我。

患者应该是比较明显的肝气郁结证，平时有痛经的毛病，痘痘在脸上主要分布于面颊两侧，都证明了这一点。先前我的注意力都在表面的症状上，所以治疗效果才非常有限。重新调整了治疗方案后，以疏肝为主，果然效果明显。

我们来看看肝脏到底是干什么的。

肝脏是身体最重要的解毒器官。如果说淋巴像人体内的警察，在各个地方维持治安，肝脏则更像是人体的海关。为什么这么说呢？警察分布得比较广，广场上要有，社区里要有，哪里可能有坏人，警察就得待在哪儿。海关则不行，它得在比较固定的地方，业务量比较大，进来的货物要集中由它来把关。好的就让你进去，不好的、有毒的东西，那就得收缴了集中销毁，或者把它们赶出市场流通。

肝脏就是这么个角色，进入身体的食物和各种物质，肝脏要进行筛选、区分，先分辨出有益人体的营养和有害人体的毒素，然后对有益的物质分解，分配到身体的各个部分去吸收和使用，而有害的物质则通过一系列的生物转化进行解毒，最后排出体外。从上面这个说明来看，肝脏还有物流的一部分功能，不光是分辨合不合法，合不合格，还要负责中转。

除了要充当海关和物流的角色外，肝脏还是人体内最大的营养加工厂，经过消化吸收后的各种营养成分，到了这个"海关"，就在这儿当场加工，成为人体需要的各种化合物。这些化合物的种类，说起来令人吃惊，有一万多种，而且每一种都有它的用处。肝脏用这些营养物质来制造酶，而酶的作用就是用于消化和解毒的。

我们要维护好肝脏的排毒功能，就要注重保护肝脏细胞，避免增加肝脏的负担。比如说动物性食物，你喜欢吃就拼命吃，把肝吃成脂肪肝，最后成了肝炎和肝硬化，它还会好好工作吗？或者你喜欢喝酒，把肝喝成了酒精肝，那也不行。

在补肝的问题上，很多人相信吃什么补什么，认为多吃动物肝脏可以补肝。这个提法本来是中医所认可的，所谓"以形补形，以脏补脏"。但是以前的动物肝脏的负担不像现在这么重，而且饲料也不像现在这么多问题，那时候没有瘦肉精、尿素、激素这些东西，重金属也少，动物的肝脏还是比较干净的。然而现在动物的肝脏，最好少吃。就算真的要吃，也要买信得过的品牌，或者经过一些必要的处理。

补肝，可以多吃橘子、柠檬等青色食物。中医认为，青色食物能够直达肝气，起到很好的疏肝和缓解情绪作用。另外，枸杞也是传统中药里有明确益肝补肾作用的，我们说枸杞能明目，就是因为它对肝有好处。枸杞中含有一种甜茶碱，对治疗肝脏疾病有效。药理实验表明，甜茶碱能够抑制脂肪在肝细胞内沉积，还能促进肝细胞的再生。

有一段时间国内很流行养一种毛色纯白、夹杂一个个黑色圆斑点的斑点狗，迪士尼还拍摄了一系列以这种斑点狗为主角的动画和电影，很受孩子们的欢迎。不过孩子们的妈妈却似乎不大喜欢这种狗，我就听过好几个当妈妈的朋友说斑点狗"一块块黑色的，真难看"，我很快就发现，这几位朋友都有一个共同的烦恼，斑点。

女人对斑点的态度可说是随年岁增长而变化的，小女孩时脸上有一些雀斑还显得俏皮可爱，但成熟的女性显然就不待见这些斑斑点点了，尤其是升级为妈妈后，脸上还容易多出一些面积较大的黄褐斑、蝴蝶斑等，也难怪她们会谈"斑"色变了。

皮肤上之所以出现和肤色不同的各种斑点，其中最主要的因素是黑色素的积聚。黑色素本来是保护我们的皮肤免受紫外线伤害的，在皮肤内形成后并不会显现出来，在经过一段时间的新陈代谢后就会随老化的角质一起剥落，但如果新陈代谢的过程出现问题，一些黑色素细胞没有正常剥落，就会在皮肤上沉积下来，形成局部的斑点。

了解到生理性斑点的形成原因，我们就知道祛斑的重点就是维护好正常的新陈代谢，防止黑色素的积聚，这在我们日常生活中有不少食物都能做到这点，而祛斑的明星食物，则首推胡萝卜。

胡萝卜经常为人所称道的功能是对眼睛有益和预防感冒，而近年来则陆续有更多的研究表明胡萝卜在祛斑美容方面具有的良好效果，它的祛斑功效可说是中西医合璧。在中医上认为雀斑、黄褐斑等是由于肝气郁结影响肝的疏泄排毒功能造成，而胡萝卜性味甘平，归肝经，具有补肝明目、清热解毒的功效，可通过补益肝脏，使肝脏的疏泄排毒功能恢复正常，从而减少肝气郁结，滞结成斑的情况。

现代医学也认为肝功能不全会引起皮肤黑黄和面部色素沉着，例如肝硬化、肝炎等疾病，患者的脸色往往会显得黑黄黑黄，好像被烟熏过似的。因此要让肤色好，还要注意肝脏的保养，胡萝卜所含丰富的"维生素A原"可在体内转化为维生素A，帮助保护肝脏，补充肝脏所需的营养；同时维生素A也是维持上皮细胞正常结构的重要物质，经常吃胡萝卜或补充维生素A，有助于维护肝脏功能，减少肝功能出现异常的情况。

斑点和女性的内分泌也有很大关系，很多女性都是在生完孩子之后才开始长斑的，女性在妊娠后是斑点的好发阶段，因为这时期女性体内的雌激素水平偏高，这就容易导致斑点出现。而胡萝卜所含的胡萝卜素会使卵巢的黄体素分泌，降低体内雌激素的水平，因此对预防妊娠斑形成也有良好的效果。

当然，这里也要提醒一下打算怀孕或月经量偏少的女士，过多食用胡萝卜可能会使怀孕概率下降、月经量减少或月经紊乱。胡萝卜的食用量以每天1～2根为宜，过多食用，还会导致胡萝卜素血症，出现皮肤发黄的情况。

养护肝脏，总的原则是多吃平和清淡、富含维生素和蛋白质的食物，忌食刺激性的食物。同时保持良好的心境，避免发怒伤肝。

肾虚女人老得快，脸黑下巴爱长痘

除了肠道、肝脏，人身体里的脏器中，具有排毒功能的还有肾和肺。

肾功能不好的女性，头发和皮肤缺少光泽，脸色容易发黑，下巴上还容易长痘痘（中医认为肾主管的脸部区域是下巴），月经量偏少，尤其明显的症状是很容易感到疲倦。从中医的角度来看，肾主生殖，如果肾功能减退了，就意味着整个人都走向衰老，失去了活力。对女人来说，拥有一个健康的肾就更重要了，因为女人更怕老。女人的老，跟肾脏能否正常排毒是息息相关的。

跟肝脏的"海关"作用相似，肾脏也是负责过滤体内毒素的器官。血液经过肝脏后，营养物质被分解和加工，输送到全身，但也产生了很多废物，下一步就是由肾脏来清理。可以说，肾脏相当于人体的水处理系统。

我们在日常生活中要用大量的水。洗菜、洗碗、洗衣服、大扫除，所有的清洁都离不开水。生活中清洁过后的脏水会从下水道流走，人体内部的清洁过程则要复杂得多。在经过一系列的新陈代谢活动后，人体内最重要的水分——血液，已经含有大量代谢废物和毒素，这些"有毒"的血液在进入肝脏后，是不能被肝脏完全化解和清除的，还需要流经肾脏，经过肾脏过滤、重新吸收后，绝大部分被重新利用，继续在体内循环。

过滤血液后留下的代谢废物和毒素，比如亚硝酸类物质、无机盐等，则和一部分水共同形成尿液，流向膀胱，最后从尿道排出体外。可以说，肾脏过滤、排除的是血液中的毒素，因为有肾脏对血液的清理，健康的血液才能源源不断地在我们身体内循环。当然，除了排毒的功能，肾脏还有分泌激素、调节血压、促进红细胞生成等重要作用，这里就不一一细说了。

每一天，肾要过滤处理多少血液？150升血液！这个什么概念呢？人体内的血液总量，大概是4～5升，也就是说，肾脏每天要把全身的血液过滤30多次。这是个相当大的工作量，尤其是相对肾脏的"个头"来说，它并不像肝脏那么大，负担却一点儿没少。假如有的人肝脏不是太好，对消化系统的静脉血分解清除不达标，肾脏的负担就更重了。所以我们经常说，肾脏是肝脏的第一受害者。

长期处理大量的"脏血"，肾的功能会时刻处于考验之中，如果不堪重负，肾功能就会慢慢衰弱，就像过劳的人肯定会慢慢虚弱一样。肾功能衰弱，过滤的质量就越来越差，体内的垃圾和毒素就慢慢积累起来，像亚硝酸类物质、不能被人体吸收的无机盐类，会毒害人体的细胞，或者发生各种结石。肾脏管理体内的液体，肾脏堆积毒素后，排出多余液体的能力不足，人容易出现水肿，体内的酸碱平衡也会被破坏。

养护肾脏和养护肝脏，也有一个类似的问题，就是**在食用动物肾脏的问题上，一定要慎重**。在猪、牛、羊等动物的肝、肾里面，常常能检测到不同含量的重金属镉，这个东西对人体肾脏、肝脏和生殖功能有很大的危害，比如会造成精子的数目减少，使受精卵不易着床，最后的结果就是影响受孕。

泌尿科的同事曾告诉我一个病例，患者因为试孕两年都不成功，夫妻两个都来医院做检查，结果发现丈夫的精子数量大大少于正常值。这个人平时不喝酒不抽烟，生活习惯挺好的，前列腺有些轻微的炎症，但没有太大影响。最后详细问了一下平时的饮食，才知道老婆为了给他补肾，几乎天天买猪腰、羊腰这些东西，再给他做了个检查，果然发现体内的镉超标，问题原来是出在这儿了。

因此，补肾时也不要过多地食用动物肾脏。

还有一个细节，就是不能憋尿。俗话说人有三急，一旦有了尿意，就应该尽快排出，要是憋着，对尿道、膀胱及人的精神都是挑战。尿液中含有的毒素和细菌在膀胱和尿道中停留过久就会引起泌尿感染；憋尿太久，尿液中的一些有害物质还会被重新吸收到肾脏中，对肾造成不良的影响。

如果你喜欢憋尿，肾会觉得你是在和它抬杠，膀胱和尿道更会觉得你是在虐待它们。不想泌尿系统长期积存毒素，就要养成良好的排尿习惯，尽量不憋尿。如果不得已憋尿，在随后的排尿时可能不会把膀胱内的尿液完全排净，这时应多喝水，补充水分，使膀胱内的尿液和代谢废物尽快排出。

说到喝水，这是帮助肾脏排毒的一个重要方法。在中医看来，肾脏的排毒时间为凌晨5～7点，身体经过一夜的代谢，早晨这会儿，毒素都聚集在肾脏。我们说起养生，都提倡**在早晨起来后马上喝一杯温水，这是排尿排便最好的时**

机，喝水就好像冲刷了一下肾脏，让它将毒素排出体外。

养肾的食材和药物都非常多，尤其是中药材。现在市面上壮阳健肾的中成药品种非常多，在选购的时候，不能贪多，吃多了同样是负担。平时在食物的选择上，可以多吃点儿山药，不仅补肾还能健脾，对女性特别好。冬瓜是利尿的，能刺激肾脏增加尿液排毒，注意在食用时味道清淡一些。其他能帮助肾脏排毒的食物，还有富含维C的奇异果，有助利尿的黄瓜，以及樱桃等。这些蔬果最好新鲜食用，不仅成分有益肾脏，还提供了足够的水分。**果汁中含有的果酸，排毒的效果是非常好的**，有些还能有效分解草酸盐的结晶，预防肾脏结石。

按摩涌泉穴，是中医历来提倡养肾的重要方法。涌泉是肾经首穴，经常按摩能对肾脏形成良性的刺激，促进它正常地代谢。需要注意的是，不要用太大的力度，按摩穴位并不像有些人说的，感觉越疼就越有效，尤其在日常的保健养护时，有感觉就行了，重要的是能持之以恒。

再需要注意的一点，就是**不要过多食用高蛋白的肉类，忽视主食**。主食是提供热量的主要来源，如果摄入不足，机体会用蛋白质去产生热量，这会增加肾脏的负担，使血液中的肌酐、尿酸增加。摄入过多的蛋白质，本身就会增加尿的酸性，使尿里的嘌呤系数增高，容易导致结石在泌尿系统中的形成。

养肺也是养皮肤，呼吸就是在排毒

在香港的控烟法令严格执行以前，女孩子吸烟的现象很普遍，比广州要严重得多。吸烟的女孩子多是写字楼的白领，可以想象她们应该有很大的工作压力，但通过这种损害健康的方式来释放压力，代价太大了，我觉得太不应该了。

除了前面我们讲过的肝、肾外，对皮肤影响较大的脏器就是肺了。在中医看来，"肺主皮毛""皮毛者，肺之合也"，都是讲肺与皮肤之间有着密切、直接的关系。

前面讲过，以现在的医学水平，像林黛玉那样，因肺病被夺去生命的病例越来越少了，但肺功能不好，对皮肤的影响却没有改变。临床上，很多女性的皮肤晦暗、粗糙，甚至像铁锈色，说明肺功能都不太好。事实上，我很怀疑黛玉会像小说中给人的印象那样，是洁白如玉一般的美人。除非她每天都要用粉来精心修饰一下脸色。

中医为什么认为肺与皮毛相关呢？因为在中医的理论

中，认为肺气宣发，会输精于皮毛，使卫气和气血津液输布于全身，能温养皮毛。肺的功能强，皮肤就会紧致，毛发富有光泽，抵抗外邪的能力就强；反之，肺气虚弱的话，宣发卫气和输精于皮毛的功能减弱，皮毛就会憔悴干枯。

中医的这种理论，其实与人类进化的过程是相合的。单细胞的生物与外界交换气体，靠的就是细胞膜，也就相当于皮肤。后来进化出了肺，单独成为一个器官，但皮肤仍然在呼吸代谢中起着重要作用。像青蛙这种动物，皮肤与肺在交换气体中的比例，甚至达到4∶3，也就是说皮肤所起的作用更大。高级的动物，像人类，皮肤与肺的功能更加独立，但进化上的同源性是显而易见的，具有密切的关联。

肺部是怎样来排毒的呢？当然是呼吸。一呼一吸，呼出多余的二氧化碳，吸进新鲜的氧气。短短一两秒，一次简单的排毒过程就完成了。

再详细点儿来说，肺就像一棵倒立的大树，最上面的根就是喉咙，树干是气管，左右分成两个支气管，分别通到左肺和右肺。这两个支气管再层层往下分（一共分23层），形成枝叶繁茂的整棵树。到了最后，树叶就相当于肺泡，就再没有下级单位了。

人每天不停地呼吸，一天下来要有成千上万次，每次吸进肺里的空气，相当于一罐凉茶的容积（300～500毫升）。这是个非常惊人的数字，如果呼吸的是被污染的空气，相当于每天都吸入了大量的毒害物质。

空气中不光有灰尘，还有各种有害物质、细菌和病毒。一天下来，肺里积累了多少脏东西呢？一个月，一年，十年呢？常有人到医院做检查，发现肺变黑了。事实上除了婴儿的肺、儿童的肺之外，成年人的肺没有几个是不黑的。从原理上来看，肺和烟囱差不多。现在不少地区污染严重，空气既然是黑的，肺没理由不黑。

既然大家的肺都黑，是不是都会有肺癌的危险呢？那也不是，原因也正是肺排毒的秘密所在。在大大小小的气管里，表面并不是像镜子一样光滑，而是生满了纤毛，密密麻麻地排列在一起。在自动洗车房洗过车的朋友，可能容易想象，车开进一个房间，周围全是不断转动的毛刷子，车子开过去后，整个车身就给你刷得干干净净了。区别在于，气管里的纤毛是向一个方向运动，那就是喉咙方向。通过纤毛的单向运动，还有肺里的黏液作用，进入肺里的脏东西、毒素，会不断地向喉咙方向移动。

我们有时候觉得喉咙痒了，咳嗽一声，吐了一口痰出来，其实就是纤毛把吸进肺里的脏东西给送出来了。所以有事没事，多主动地咳嗽几声，也是一种好的排毒方法。

我们说吸烟的人患上肺癌的概率会更高，原因何在？因为肺里充满烟雾后，管道里的纤毛会被麻痹，动作变慢或者干脆停工。如果只是偶尔吸一支烟，烟雾散去后，纤毛还会继续正常的工作，但如果是长年累月地吸烟，纤毛的功能就会退化。纤毛就是肺里的清洁工，清洁工罢工了，肺里的垃圾就堆积如山，久而久之，患上肺癌的概率就比较高。

养护肺脏，首先要做的是把烟戒了。最起码不能每天几包烟这样抽，任你的肺是铁打的，最后都会变弱。女人吸烟成瘾，皮肤更容易变黑，如果在怀孕期间吸烟，还容易造成早产和死胎，害处非常多。

有人会问，既然肺部是通过呼吸排毒。那么肺活量大的人，排出的毒素是不是多一些呢？的确如此！身体毒素积聚得多的人，肺活量一般都不会好，走几步路就会气喘吁吁的。身体健康的人，尤其是运动员，肺活量都相当高。身体的代谢也会更快，更不容易产生毒素积聚。

有一项研究表明，现代人的呼吸大都是浅呼吸，不懂得运用腹式呼吸来调整，平均只用到肺活量的三分之一。这样的结果就是大脑容易缺氧，血液的代谢受到限制，肺部的毒素排出较少。通过锻炼和有意识地深呼吸，是促进肺排毒的好方法，需要注意的是，你不能在空气污染严重的地方，比如马路边这样做，而是应该多去绿化好的地方，多做一下深呼吸。

皮肤大口呼吸，毒素就很难站住脚

我们说，身体里的毒素，主要就是代谢的废物。皮肤中的毒素也一样。

你把代谢的废物及时排掉，不让它们停留在身体里，待在皮肤里，皮肤就比较容易保持最佳状态。否则，就容易有色斑、长痘、皮肤各种炎症等问题。

皮肤的种种问题，跟身体内部的脏器有关联，因为这些脏器是代谢的主力军，排毒没有它们就不行。比如肝功出现问题，皮肤会出现黄疸症状；肺功能有障碍，皮肤容易干燥；肾虚的人皮肤容易暗沉发黑等。但皮肤的排毒，也不光是内部脏器的问题，它本身也是一个重要的排毒器官，也参与到整个身体的排毒过程。皮肤出现了问题，有些是内部的脏器出现了问题，有些是皮肤本身出现了问题，更多的时候，两者是交织在一起的。

当患者问起排毒方面的问题时，我会强调一点：想让皮肤变好，首先要让皮肤保持正常的排毒功能！内部脏器的排毒功能，作用到皮肤上，还需要一定的时间，而皮肤本身的排毒功能是否正常，会非常直接地体现在皮肤上。比如年纪轻轻就出现了黄褐斑，或者满脸出痘痘，皮肤毛孔比较大，经常有黄色的油脂分泌，这些都是皮肤中有毒素的表现。它们说明，可能你的脏器功能有障碍，也可能是你的皮肤本身排毒功能有问题。

我们在前面已经讲过肝、肾、肺等脏器的排毒作用，还有保护利用它们的方法，这里再来讲讲皮肤本身的代谢和排毒。

皮肤靠什么排毒呢？主要有三种，一个是流汗，一个是出油，一个是淋巴液运行。

简单地来说，我们可以把皮肤的排毒方式看成是它的正常呼吸，通过呼吸循环来排泄身体中的垃圾。皮肤的表面看起来紧密无隙，但其实它有多达200万～500万的"小嘴巴"在尽力地呼吸着，这就是小汗腺。汗腺最重要的作用就是通过汗水带走身体过多的热量，维持身体的恒温，还能排出无机盐、氨基酸及含氮的代谢废物，是一种重要的排毒方式，也极大地减轻了肝肾等脏器的排毒负担。

让身体充分地排汗，对保护皮肤表层的皮脂膜也有好处，汗液中的某些成分是构成皮脂膜所需的原材料。排汗还有利于钙质的保留。

让皮肤自由地、大口地呼吸，要做哪些事情呢？

首先，不要人为地去扰乱皮肤的呼吸。

以前看过一位患者，因为觉得在夏天，衣服汗湿后贴在身上非常不雅，她从十多岁就开始用止汗剂，一直持续到上班之后。近几年，她在外出时很容易就有明显的中暑症状，感觉无力和烦热，皮肤上的问题也比以前多了。

我提示她，止汗剂只能在特别的时候偶尔使用，绝不能当成日常性的用品，因为出汗本身是一种正常的生理现象，是皮肤在大口呼吸，这样人为地去阻碍它，不仅体温会失调，肝肾的负担也会加大。她之所以经常感到浑身燥热、不耐高温易中暑、皮肤显得暗淡，跟乱用止汗剂是有关系的。

止汗产品的成分，一般是含铝的物质、低浓度的甲醛等原料。利用铝盐和汗水结合膨胀，覆盖在皮肤表面来抑制汗腺分泌，一般来说，这种产品不可能抑制汗液的生成。汗液被堵住后，体温的调节受到干扰，人容易出现中暑症状，甚至是过敏性皮炎。在本身有小汗腺多汗症的前提下，适当使用止汗产品是可以的，但对于非病理性的多汗，盲目止汗只会破坏人体的正常代谢，带来副作用。

其次，通过运动来促进皮肤的呼吸（排汗）。

适合用来促排汗的运动，首选有氧运动，不建议短跑、举重等无氧运动。比如慢跑、球类、跳绳、健美操、爬山，都是不错的运动。究竟要出多少汗才算合适，这个可以自己把握，只要觉得畅快舒服，汗出得比较彻底即可。

相对于其他的运动方式，其实快步走、慢跑，是最容易做的一种方式，很适合上班族。这个运动不需要什么成本，也不用跑很远去找场馆，如果住在小区里，有绿化就最好，没有的话，就近找个公园也行。只要不是在废气弥漫的马路边跑就行了。先从快步走开始，再逐渐过渡到慢跑，这个过程中，心率、呼吸和排汗量逐渐提高，不但使代谢废物更快地从汗液中排出，更可以直接促进新陈代谢的速度，调动全身的排毒系统。

促进排汗的同时，也要及时补充水分。事实上喝水本身就是促排汗的有效方式。

运动前，可以喝上一杯水，能很好地促进排汗。运动过后，不要因为贪凉马上去吹空调，也不要立即喝冰镇饮料。喝普通的白开水、矿泉水就很好。最好是稍温一些，与运动后体温相当，对内脏的刺激会比较小。也不要一次性大量喝水，一次喝半杯，多喝几次。还有一点，运动后最少过半个小时再洗澡，也不要洗冷水澡。

最后，皮肤的呼吸受阻时，要帮助它疏通。

运动能促进皮肤排汗，还能预防毛孔堵塞。除此之外，在日常的脸部清洁时，通过蒸汽或温水，先将毛孔扩张、变软，让被堵住的毛孔和汗腺重新张开，也是疏通毛孔的重要方式。

比如，在痘痘长出来之前，可能只表现为一个个小小的黑头，爱干净的女孩子，经常会不由自主地去挤去挖，以把黑头清理出来为快。但在清理的时候，蛮干是不可取的。比如用未经过消毒的粉刺针，胡乱去刺和挤，都特别容易受到感染。这个时候，就好像皮肤的呼吸道被堵住了，一定要想些办法去疏通它。

毛孔堵塞、黑头、粉刺等皮肤问题，是女性很容易就有的症状，下面我再讲得详细一些。

生长在皮肤上的毛孔，顾名思义，就是毛发生长的小孔，但毛孔内还不光有毛发和毛囊，还有汗腺和皮脂腺，是汗液、皮脂和皮肤代谢废物的排放出口，畅通无阻的毛孔能使皮肤和身体内的代谢废物顺利排出，利用正常分泌的皮脂润泽皮肤。

相反，毛孔一旦被堵塞，本应排出皮肤外的代谢废物就像塞车一样停留在毛孔内，形成乳白色的脂粒状物体，俗称"白头"，在受到日晒和外界污染后，白头就会发黑，形成"黑头"。白头或黑头长时间停留在毛孔内，毛孔就会被撑大，如果感染了细菌，就会形成粉刺或痘痘。因此，要清理毛孔、预防黑头和粉刺，就得从源头上治疗，让毛孔不再堵塞，皮脂和代谢的废物就没有来"扎根"的条件，也就易于清理和排走了。

蒸脸的方法和道理虽然简单，却是疏通毛孔的基本功，每天坚持蒸脸后再清洁面部的方法，长期坚持下去，毛孔得到有效的疏通和排毒，就能预防毛孔堵塞、黑头、粉刺这些恼人的问题。

黑头多的人士在夏天要多注意饮食，尽量吃些清淡消暑的食物，避免辛辣刺激的食物。一来是因为夏天温度高，皮脂分泌相对旺盛，辛辣的饮食会刺激皮脂腺，分泌更多皮脂。二来夏天容易"湿热"，而脾胃湿热往往会加重黑头粉刺的情况。

每年夏天，我都会遇到几个黑头粉刺特别严重的患者，她们的鼻子真是名副其实的"草莓鼻"，不光黑头多，毛孔粗，而且鼻子往往通红通红的，有些还会肿起来。

　　早几年我遇到这种病例，一般就是开些消炎药膏给她们用，但效果不是很好，而且女士们也不乐意在鼻子上涂一层药膏，这多难看啊。后来有同事提醒我，鼻子上的黑头粉刺和脾胃湿热有关，因为按照中医的理论"脾有热，鼻先赤"，脾胃有热毒，往往会反映在鼻子上，而且脾主运化水湿，毛孔和皮脂腺也是皮肤的代谢通道，皮脂腺的堵塞发炎很可能是由于脾胃湿热引起的。

　　再遇到这些病例时，我详细问了她们的饮食、大小二便等情况，结果都有着胃口不好、大便溏、小便黄、舌苔黄等脾胃湿热的症状。于是我就建议她们除了使用消炎药物时，多喝清水，多吃一些像是冬瓜、扁豆、芡实、赤小豆、薏米、海带这些清利湿热的食物，少吃辛辣刺激的食物，这样经过一段时间，她们来复诊时都说效果比以前好了很多。

　　如果说去黑头像拔萝卜，那么去痤疮、痘痘就是"扫雷"了。因为这时毛孔已经出现感染、发炎的情况，皮脂和代谢的废物更难排出，而堵塞在毛孔内又进一步加重了感染，这时再用手去挤，就相当于是直接跳到"地雷"上去了。因此对付痘痘，绝对不能采取"强拆"，而是应该以疏通、排毒和调理为主。

　　疏通就是正确地洗脸，保持毛孔和毛孔周围的清洁。这是对皮肤外部的排毒，同时也是为了让代谢产生的废物更好地排出去。需要注意的是，洗脸时要尽量避免刺激到已经发炎的皮肤，而且洗脸也不适宜太频繁，否则刺激到发炎的皮肤，反而会令情况更加严重。

曾经有位痤疮患者告诉我，说她为了避免脸上出油，每天都要洗五六次脸，但脸上的油和痘痘却好像变得越来越多。我说这当然了，你用一块橡皮擦，在一张纸上擦上五六次，肯定要擦下一层纸纤维来。频繁的洗脸在洗掉油光的同时，也会洗掉皮肤重要的"防线"角质层，皮肤表层的角质细胞虽然可以再生，但这么频繁地洗脸，角质层一旦受损，外界的紫外线、灰尘、细菌等物质就更容易伤害皮肤，这对已经感染发炎的青春痘皮肤来讲，绝对是火上浇油。

痤疮、痘痘的形成，很多人都会笼统地理解为"上火了"，这虽然也是其中一个原因，但更多的原因还是由于分泌的皮脂堵塞毛孔、受到感染发炎引起的。毛孔是皮肤重要的通道，毛孔下分布着汗腺和皮脂腺，分别产生汗水和皮脂，当腺体和毛孔通畅无阻时，汗水和皮脂顺利地排出表皮，就能带走身体代谢产生的废物，同时滋润皮肤。当腺体或毛孔阻塞不通的时候，代谢产物一堆积起来，就跟长时间不清理的垃圾桶一样，滋生各种细菌，引起发炎、长痘的情况了。

总之，皮肤只要能顺畅地呼吸，它的排毒功能就会最大限度地发挥出来。

时尚女士爱喝茶，美颜排毒抗氧化

有段时间，本地的一间美容医院，天天在电视台的黄金时段投放广告，宣传他们医院的果酸焕肤美白疗程，据说一个月内就能有非常明显的效果。有天我和一位曾经从事美容行业的同学一起吃饭时，正好看到这个广告，这位同学就跟我说了一些美容界的"内幕"。

果酸焕肤并不是什么新鲜的美白方法，主要的原理就是采用高浓度的果酸使皮肤的老化角质剥离脱落，加快角质层细胞和上层表皮细胞的新陈代谢。

如果想要美白效果更快更明显，唯一的办法就是使用更高浓度的果酸，或者更频繁地使用，但是这样给皮肤带来的伤害也会大得多。白是白了，皮肤也被腐蚀了。在现实生活中，有些女性为了美白的效果更快更明显，频繁大量地使用含果酸的美白产品，这简直就和直接把醋涂在脸上的做法没什么两样。

绝大部分的美白产品中都会添加一定量的果酸，这种物质能起到焕肤、美白的功效。果酸的性质和醋差不多，但因为在美容产品中的含量较少，正常使用的话，并不会对皮肤造成伤害。但是过量使用美白产品，或者某些美白产品所添加的果酸含量超标，就会损伤皮肤的角质层，造成红肿、发炎的症状。就算没有出现这些症状，人为地去掉表皮上的角质层，也不是长久之计。

人的皮肤更新换代有一个周期，成年人的皮肤表皮细胞的更新周期约为28天，如果皮肤已经堆积了比较多的老化角质，那么使用果酸或其他美容产品去角质是有必要的，但不应该将去角质作为日常的护肤。

一张纸如果用橡皮擦反复擦几次，也会擦掉一层纸纤维，追求美丽的肤色本无不妥，但切忌求快求多，为了想快点美白，而使用过量的美白产品是得不偿失的。心急吃不了热豆腐，世上从来没有一蹴而就的事，美丽也是一样。比起用大量的美白产品来"虐待"自己的皮肤，应该用更自然的方式来加快皮肤的新陈代谢，使黑色素、旧角质这些代谢物尽快分解；或者好好保养角质层，使皮肤的角质细胞处于健康滋润的状态中，减少老化角质的产生。

希望皮肤变得更自然白嫩的女性朋友，不妨少用一些果酸美白产品，多喝几杯绿茶。

绿茶具有排毒、美白的功效其实很多人都知道，但因为喝绿茶美白是一个较长时间的过程，很多人觉得效果不明显，或者没有耐心去等待皮肤自然美白，也就没有兴趣坚持了。江湖郎中永远会有"灵丹妙药"，而踏实的医生都会反复地劝你养成卫生好习惯。想要拥有健康无毒的白皙肤色，女士们一定要有耐心，从减少身体内的有害物质，减少皮肤基底层的黑色素做起，才是正确的美白之道。

绿茶为什么可以起到良好的排毒和美白的作用，而红茶、花草茶等就不如它呢？当中的奥妙就在于绿茶的制茶工艺，它是未经发酵的茶叶，因而保留了更多茶叶的天然物质，如茶多酚、儿茶素、咖啡因、氨基酸、维生素等。

绿茶中的咖啡因可以刺激副交感神经，促进尿液排放，减少代谢产生的有害物质在肾脏中的停留。中药药理认为绿茶入肾经，利尿渗湿，而肾对应五色中的黑色，对于肤色偏黑、暗沉，有水肿的人士来讲，绿茶通过对肾脏的调理，能改善肤色偏黑和水肿的问题，对黑眼圈尤其有效。

除了通过内部器官的排毒调理，绿茶富含的维生素C和茶多酚，对美白的作用就更为直接了。维生素C是众所周知的美白物质，能减少皮肤黑色素形成，对日晒后的皮肤尤其有效；而茶多酚是抗氧化物质，能对抗自由基对皮肤的损害，起到抗衰老的效果。

有一些女士比较在意偏黄、暗哑的肤色，这就更适宜饮用绿茶的"近亲"青茶。青茶是一种半发酵茶，所保留的茶叶有效成分比绿茶稍逊，但因为其入肝经，能清肝胆热，化解肝脏毒素，这对改善肤色暗黄非常关键。

喝茶也有一些讲究，绿茶适宜在午后喝，因为绿茶中的咖啡因比红茶还要高，早上喝容易伤胃，晚上喝则容易失眠，而下午是人体最容易疲乏的时候，喝上一杯绿茶，不但能刺激大脑神经，使精神振奋，而且能帮助清除尿液中的大量乳酸，消解疲劳。

喝茶不仅有护肤美白的作用，对防二手烟的毒害也很有效。主要的原因就在于它其中有些成分能沉淀尼古丁的毒素，而且利尿排毒。

我们中国的吸烟人数在世界范围内名列前茅。卫生部每年发的报告中都显示有几亿人遭受被动吸烟之害，死亡人数超过10万。这些数字虽然惊人，但老百姓们对它的危害却并没有足够重视。对有些青少年来说，吸烟仿佛是成熟的标志；对成年男性来讲，抽烟也被当成交际需要，甚至是精神食粮，所以就有了"饭后一支烟，快活似神仙"以及"点的是烟，抽的是寂寞"等说辞。上瘾后，哪里顾得上家里的妻子、老人、儿女，单位的同事和公共场合的陌生人也遭受被动吸烟，给他们带来二手烟的危害。

医学已经证实，有75%肺癌患者患病的罪魁祸首就是吸烟。如果每天和吸烟的人待在一起超过15分钟，这时吸二手烟的危害跟吸烟者无异。曾经有一位怀孕23周的孕妇到我院产检，彩超发现孩子是无脑儿，孕妇本人没什么不良习惯，夫妻俩也很健康，唯一的问题是老公和公公都是烟鬼，她长期生活在烟雾缭绕的环境里，二手烟对于孕妇、胎儿及孩子各个成长阶段的健康所产生的负面影响是医学界所公认的，孩子先天畸形和她吸二手烟脱不了干系。

二手烟也称为环境烟草烟雾，它既包括吸烟者吐出的主流烟雾，也包括烟本身燃烧冒出的侧流烟。二手烟中包含4 000多种物质，其中包括40多种与癌症有关的有毒物质。世界卫生组织的报告表明，吸烟对人类的危害是多方面的，主要导致哮喘、肺炎、肺癌、高血压、心脏病等还会影响生殖发育。二手烟的危害同样巨大，特别是对婴幼儿、青少年及妇女的危害尤为严重。

如果免不了被动吸入二手烟，最好多喝绿茶。我们看到有些烟民一边抽烟一边饮茶，这种司空见惯的搭配，其实暗藏着健康道理。

经过现代医学的分离和鉴定，茶叶中的有机化学成分和无机矿物元素含有许多营养成分和药效成分。比如绿茶中含有一种酚酸类物质，能沉淀烟草中的尼古丁，将其排出体外。同时，绿茶较多地保留了鲜叶内的天然物质，如茶叶中的茶多酚、咖啡因就保留了85%以上。咖啡因能提高肝脏对毒素的代谢能力，促进血液循环，在其他成分的协同作用下，把人体血液中的尼古丁毒素从小便排泄出去。常喝绿茶还能稀释毒素，其利尿功能会减少毒素在体内停留的时间，减轻对人体的危害。

有些人如果不太喜欢喝绿茶，偏爱乌龙茶或红茶，后两种茶也是可以的，只是排烟毒的作用略逊于绿茶而已，大家可以根据自己的情况选择饮用。

吸烟有害健康，为了降低危害，除了靠禁止吸烟的规定外，我们要有自觉意识，自己不吸烟，也尽量劝阻周围人吸烟。受香烟危害的人群，平时要多补充维生素，提高自身的免疫功能。吸烟的先生女士们，在吞云吐雾、乐在其中时，多想想身边的亲人和朋友，否则害人害己，甚至贻害下一代。抽烟前，请三思。

做菜加点紫苏叶，解毒排毒抗衰老

抗衰老可说是美容的终极目标，几乎没有一个女性可以抵挡"抗衰老"的诱惑，商场里以抗衰老为主打的美容产品琳琅满目，而且价格都不菲。有一次我去逛商场，路过一个化妆品专柜的时候，拿了一份某品牌的抗衰老精华素试用产品。这种产品据说是经过国际科研机构研制，含有多种抗衰老成分，推销员特别向我宣传这种产品主打的SOD抗氧化功效，我以前也在一些文献上了解过SOD，知道它对抗氧化、修复细胞的确具有很好的功效，不过，这种物质可能未必需要花大价钱去购买。因为这种物质在很多常见的食物中都有，就连路边一大片的紫苏叶也含有大量的SOD，而且功效还不差呢。

生长在路边、田边、河边的紫苏，可说是非常不起眼，然而紫苏在几千年的中药中却占有重要的一席之地。尤其在止咳、解毒方面，紫苏性味辛温，具有理气、解表、解毒的功效。相传神医华佗发现河中的水獭在饱餐了河鱼之后总会爬到岸边吃一些紫草叶，从而发现了紫苏对鱼蟹毒的解毒功效。

现代药理研究证明了紫苏还有更多的功效，紫苏含有的高纤维、高胡萝卜素以及高矿物质元素使其具有很高的营养价值，紫苏挥发油所含的紫苏醛、紫苏叶所含的SOD（超氧化物歧化酶）这两种物质，更具有清肠排毒和抗衰老的功效。紫苏醛可说是紫苏的精华所在，这种物质不但具有强力的杀菌作用，而且能刺激肠道和大脑的副交感神经，促进肠胃蠕动和排便，从而减少代谢产生的有害物质在体内停留。

人类衰老的难题至今还没有完全破解，不过这么多年的研究已经基本肯定，加速衰老的因素中，自由基的氧化作用有重要意义。所谓的氧化，其实说通俗一点，就是"生锈"。铁、铜等金属放久了，长期接触到空气或水分中的自由基，就会产生氧化作用，生锈。而人的新陈代谢过程中，因为能量的转换，每天都会产生大量的自由基，自由基在人体内的主要工作是帮助能量传递，是能量的"搬运工"。

平时这些自由基是被关在我们的细胞里的，但有时也会跑到细胞外面来，这时自由基就真正"自由"了。当这些不受控制的自由基数量不多时，我们的身体其实有一套完整的系统来清除它们。但是随着年龄增长，生病，身体内的抗氧化系统也会出现问题，当这些不受控制的自由基超过一定量的时候，抗氧化系统来不及清除掉，他们就会将细胞或组织分解，影响新陈代谢，甚至发动自由基连锁反应，引起一些严重的疾病。

因此要延缓衰老，我们要做些事来帮助体内的氧化系统清除过多的自由基。这些能帮助我们抗氧化的物质主要有：维生素C、维生素E、β-胡萝卜素、硒、天然虾青素、生物类黄酮、氧杂蒽酮、辅酶Q10、茶多酚、红酒多酚及这里要讲的SOD。

抗氧化物质SOD是广为人知的抗衰老素，是生物体内非常重要的抗氧化酶，是清除自由基的主力。它能清除细胞在新陈代谢过程中产生的有害物质，对抗自由基对细胞的损伤，在每毫克的紫苏叶中就含有106微克的SOD，比市面上的含SOD美容产品都要高得多。

常常吃点紫苏叶，一来可以帮助肠道排毒，这本身就是保持身体健康、年轻的重要手段；二来可以起到女士最关心的抗衰老效果；三来还可以预防感冒，可谓是厨房里的"妙药"。

除了紫苏外，食物中具有抗衰老功效的还有茄子、紫薯、甘蓝、蓝莓、桑葚、葡萄等，细心的人会发现，这些食物都是紫色或黑色系的，它们的一身紫色，其实都包含了一种重要的营养元素——花青素。这种物质对眼睛尤其有益，而且是一种比维生素C更强效的自由基清除剂，具有很好的抗衰老功效，经常食用紫色或黑色的食物，可以预防皱纹，消除眼睛疲劳，预防近视。

第六章

千万种排毒法，适合自己的才最好

　　在本书的最后一章中，我想将各种排毒方法尽量搜罗进来，按功能大概地进行分类，并简略地说明其功效，给读者提供更多的选择。

　　这些方法有些是自己平时搜集，有些得益于同事、朋友的帮助，也有相当一部分来自友好的患者。在选择的时候，注重的是实用性、可操作性及广泛性。比如曾有同事向我提供的方法，其中大部分是中药，在操作上有一定困难，而且因为每个人的体质会有差别，作为患者很难准确把握，所以这样的方法最终还是放弃了。还有些材料并不是日常生活中容易获得的，有些针对的问题代表性不强，也都没有收录进来。我很感激大家的好意，希望能在以后的修订过程中，重新考虑内容的全面性，再尽量采用。

　　最后我还想说，这本书重点讲的是"排毒"，但大家千万不要只看到"排毒"，其实"排毒"只是一种形象的说明，美容肯定不仅仅是排除毒素，我们所说的排毒也不仅仅是清、泄、利、下等狭义的排毒方法，我们希望通过改变您的生活态度、生活方式，再适当地配合一些食疗、药疗和理疗等手段，使身体的机能恢复到最佳状态。

排毒护肤，由内而外的美丽

❀ 黄瓜片面膜

看到黄瓜面膜一直久传不衰，最近生活费又不足，没钱买面膜，就决定尝试下。刚开始手笨，切出的片都比较厚，不好贴，多切几次后越来越顺手，很快就能切完了。敷完面膜，感觉肤色很白皙，透透的感觉，跟以前用的美白面膜真是有得一拼。重点是这个还很便宜，用不完的黄瓜还能直接蘸糖吃。非常推荐！

上海·伍伶俐

功效：去黄，美白，抗衰老

需要准备：较粗的黄瓜

具体做法：将黄瓜洗净，用刀斜着切薄片，约1毫米，切到足够的量，再照着镜子将黄瓜片一片一片地贴在脸上。

医生点评：黄瓜含有黄瓜酶，这种酶活性极强，能有效促进新陈代谢，增添肌肤活力。黄瓜还含有大量维生素C，能减少皮肤黑色素的沉着，达到美白的效果。黄瓜还有丰富的维生素E，具有抗衰老的作用。可以说，黄瓜是美容佳品。除了敷面膜，用来食用也是非常不错的。

❀ 桃花粉面膜

有一阵儿，办公室的几个大姐像疯了一样做面膜，说是中年危机来了。其中有一款桃花粉面膜，出于好奇，我也跟着学起来。用过之后，还真觉得有点儿效果，觉得脸色比以前红润了不少。听说这个面膜还是古方，以前的人可真是聪明。

广州·林琳

功效：美白祛斑，滋润肌肤

需要准备：桃花粉、蜂蜜

具体做法：取桃花粉适量，加入蜂蜜调匀，敷于面部，15分钟后洗净。

医生点评：桃花含有山柰酚、香豆精、三叶豆甙和多种维生素，能扩张血管，改善血液循环，促使衰老的脂褐质素排泄，防止黑色素沉淀。对美白、防治色斑有很好的功效。

❀ 芦荟涂脸

表姐告诉我，她以前长痘的时候就是用家里种的芦荟治好的。现在，我也长痘了，就用了表姐教的方法，感觉还是有效果的，涂上去凉凉的，很舒服。

钦州·黄芷瑜

功效：消炎祛痘，滋润肌肤，改善伤痕

需要准备：新鲜芦荟，小刀

具体做法：将刚摘下的新鲜芦荟洗净，用小刀将断口切平整后，涂于全脸或痘痘处，动作要轻柔。15分钟后，洗净。

医生点评：芦荟的消炎抗菌作用几乎是众所周知的了。《本草图经》中有记载，芦荟可治湿痒，也是因此作用。注意脸部的清洁，用芦荟来消炎杀菌，确实对痘痘有好处。

❀ 勿忘我花茶

周末，午后，看看书，冲一杯勿忘我花茶。"勿忘我"，喜欢这几个别致的字眼，还有它那妖姬般的蓝色。这个习惯有好几年了，不知是否得益于它，感觉自己比同龄人稍显年轻。勿忘我，会坚持。

武汉·黎紫涵

功效：清热解毒，美白，抗衰老

需要准备：勿忘我花茶

具体做法：将勿忘我花茶放入杯中，倒入开水冲泡即可。不宜冷饮。

医生点评：勿忘我性甘、寒，入肝、脾、肾经，有清热解毒、养阴补肾等功效。因其含丰富的维生素等营养物质，能促进机体新陈代谢，具有美白肌肤、延缓细胞衰老、避免黑斑产生等养颜的功效。

❀ 枇杷银耳糖水

母亲说，以前煮枇杷银耳糖水是因为父亲咳嗽得厉害，每次煮给父亲时自己也会喝一些。一段时间后，发现皮肤比以前好了，想可能是这糖水的功效，就常煮来喝了。反正既能给父亲止咳，还能自己养颜，一举两得，何乐而不为。

杭州·苏羽

功效：祛痰止咳，润泽肌肤，抗衰老

需要准备：枇杷100克，银耳20克，冰糖少许

具体做法：先将银耳泡水10分钟，枇杷去皮去核，水

开后放入枇杷和银耳，再加入适量的冰糖，待银耳烂熟后即可。

医生点评：《本草纲目》记载，"枇杷能润五脏，滋心肺"。中医认为枇杷有祛痰止咳、润肺、健胃的功效。此外，枇杷营养价值颇高，其所含营养成分能改善血液循环，促进排毒，还有抗氧化的功效。

❀山楂荷叶粥

我青春期那会儿，痘痘长得厉害，自己都不愿出门见人了。后来，妈妈就常给我煲山楂荷叶粥吃，说是姥姥教的土方子，可以清热解毒。不知道是不是心理作用，喝了一段时间，我感觉痘痘真的有好转。现在，偶尔也会长痘，我就打电话给妈妈，嚷嚷着要回去喝粥，妈妈可开心了。山楂荷叶粥，是家的味道。

清远·黄琪安

功效：清热排毒，杀菌，活血，祛痘

需要准备：晒干的山楂5~10颗，荷叶半片，大米100克，糖适量。

具体做法：荷叶洗净，切小片，与洗好的大米、山楂一起放入锅中加水煮，至大米软烂，加糖调味。食用时，去掉荷叶。

医生点评：《食鉴本草》记载，山楂有"化血块，气块，活血"的功效，山楂可以很好地促进血液的流通。此外，山楂还有杀菌、抗感染，起到减轻炎症反应的作用。荷叶是清肠排毒的良药，兼具清热、消肿的功效。注意，孕妇不宜食用。

❀荔枝枸杞猪肘汤

老公本来皮肤就白，最近经常喝我煲的猪肘汤，皮肤更嫩了，还富有弹性。他说，同事不知道多羡慕，常常笑他"家有娇妻就是不一样"。

淮南·陆晓玉

功效：补脾益肝，解毒，美容

需要准备：猪肘240克，干荔枝150克，枸杞40克

具体做法：干荔枝去壳去核，猪肘洗净切块，枸杞洗净，将猪肘、枸杞一起放入沸水锅中，小火煲2小时，加入荔

枝肉，加盐调味，待荔枝胀开即可。

医生点评：《随身居饮食谱》记载，"荔枝甘温而香，通神益智，填精充液，辟臭止痛，滋心营，养肝血"。荔枝补肾，改善肝功能，能促进排毒。猪肘富含骨胶原，是女性养颜的佳品。

❀薰衣草精油泡澡

每天睡觉前，我都有一个"例行公事"，那就是泡个香香的薰衣草精油热水澡。因为平时工作压力比较大，所以我选择了可以放松身心、解压的薰衣草。每次泡完澡出来，都感觉身体很清爽，好像所有负面的毒素都排除出来了一样，身心都能放松下来，这样就能很快入睡了。睡个美容觉，太重要啦！

顺德·黄晓雨

功效：排毒，杀菌，促进血液循环，放松身心

需要准备：薰衣草精油、纯牛奶

具体做法：取一勺牛奶，将薰衣草精油滴入牛奶中，大约5滴左右，充分稀释后倒入泡澡水中，搅匀。泡澡水40℃左

右，泡澡时间不宜过长，15分钟左右就好。

医生点评：薰衣草精油是芳香疗法中用途十分广泛的一款精油，这得益于它强大的功效，消毒、杀菌、止痛、消除充血与肿胀、镇定、解压、抗忧郁、平衡等。热水澡可以扩张身体毛孔，促进血液循环，有助于排解毒素，还能增强薰衣草的功效。

❀ 指揉法祛斑

金发，黑眼，小雀斑，俏女人。乌发，黄脸，长色斑，黄脸婆。 这两种形象是不是有点矛盾？无论承认与否，前阵子的自己，真的无法摆脱那不雅的形容。跟着朋友学习注重养生，注意保养自己的容颜以来，肤色日渐好转。要对付难缠的斑点，如今每日都用指揉法。期盼有所改善。

洛阳·尹安芩

功效：促进血液循环，促进新陈代谢，祛斑

具体做法：用拇指肚按在斑点上，轻柔有节奏地画圈圈，每分钟50~60次。每个斑点持续半分钟左右。

医生点评：中医认为，色斑是由于气血不畅导致的。现代美容学的解释是，局部黑色素新陈代谢失常，形成了色斑。通过针对性的按摩，可以促进血液循环，促进皮肤的新陈代谢，持之以恒，可以淡斑祛斑。

排毒减肥，无副作用不反弹

❀桃花茶

听朋友说，喝桃花茶治便秘的效果不错。我上网查了查，发现桃花确实是个好东西，不仅可以美容祛斑，还能活血、消水肿，对我来说，是最合适不过的了。就这样，我开始了每天一杯桃花茶的生活。美好的生活，因为有桃花茶相伴。

昆明·穆子莺

功效：排毒，消水肿，瘦全身

需要准备：桃花茶

具体做法：取桃花5、6朵，用开水冲泡即可。

医生点评：《千金药方》记载，"桃花三株，空腹饮用，细腰身"。桃花含有的成分可以美容，但还有一个重要作用就是通肠排毒、消水肿。但一定要注意用量，喝多了容易导致腹泻。因桃花还有活血作用，经血量多与经期女性不宜服用。

❀荷叶茶

我是个自卑的胖姑娘，我想减肥，可是我很懒，不爱动，不要鄙视我。可我相信懒人也会有懒办法，我现在每天都冲泡荷叶茶喝。效果不是立竿见影那种，但慢慢地还是看得出来，食欲也没以前那么大了。我相信，懒胖子也可以慢慢瘦下来。加油！

合肥·宋慧慧

功效：清热解毒，降脂，通便，瘦全身

需要准备：荷叶茶

具体做法：取10克荷叶，加沸水冲泡，5分钟后即可饮用。饭前10分钟，空腹饮用效果更佳。

医生点评：荷叶的主要成分有荷叶碱、柠檬酸、苹果酸等，具有解热、抑菌、消水肿、降血脂的功效。

❀鲜榨苦瓜番茄汁

苦瓜的苦不是一般人能承受的，还好加入番茄后稍微缓和了些。可是，为了我的减肥大业，唯有捏着鼻子喝下去了。进行中，体重有轻微变化，体形还看不出变化，继续加油！

安顺·肖红

功效：清热解毒，降脂，瘦全身

需要准备：苦瓜一根，西红柿一个

具体做法：将苦瓜洗净，去瓤切块，西红柿洗净切块，一并放入榨汁机，加适量水，榨汁。午饭或晚饭前饮用。

医生点评：《本草纲目》记载，苦瓜具有"除邪热、解劳乏、清心明目、益气壮阳"的功效。苦瓜还富含高能清脂素，这种东西被誉为"脂肪杀手"，能减少脂肪和多糖的吸收。苦瓜生食性寒，脾虚胃寒者不宜生吃。孕妇也要慎食。

❀薏米粳米粥

我们这南方城市，湿气重，日常要多吃祛湿的食物。我家最常做的是薏米粳米粥，做法很简单，也无需额外做，有时早上就用来当早餐，既营养又健康。

湛江·符冬妮

功效：利水消肿，健脾祛湿，瘦全身

需要准备：薏米50克，粳米100克

具体做法：将薏米洗净，浸泡3小时。将洗净的粳米和薏米一起入锅，加适量水，煮至烂熟。

医生点评：薏米是常用的利水渗湿药，具有利水消肿、健脾祛湿、清热排脓等功效。

❀醋煮黄瓜

以前总想不明白，为什么人家大吃大喝还能苗条，而我却连喝水都会发胖。直至朋友的一句"水肿型肥胖"敲醒了我。在网上查阅大量资料后，我决定尝试用"醋煮黄瓜"来消我这一身的水肿。因为材料跟做法都非常简单，只要早上比平时稍微早起就好，味道还是我喜爱的。刚开始我是每天都吃，后来因为工作忙就逐渐减为每周吃三次左右。一段时间下来，好多衣服都变得有点宽松了，我开心极了。真是太感谢点醒我的那位朋友了！

龙胜·杨乐乐

功效：解毒，消肿，瘦全身

需要准备：黄瓜一根，白醋适量

具体做法：将黄瓜破开成两半，一半醋煮，一半水煮，煮到烂熟的程度。早晨空腹吃。

医生点评：这是一个源于《千金要方》的药膳，用于小便不利、腹水及周身水肿。中医说黄瓜清热利水，解毒消肿。黄瓜营养丰富，含多种维生素，而且还含有某种能抑制糖类转变为脂肪的物质。醋则有散瘀，止血，解毒等功效。黄瓜性凉，宜热食，醋性温，与黄瓜搭配恰好。

❀冬瓜海带豆瓣汤

人们常说，食物可以以形补形，但冬瓜绝对例外。吃冬瓜，非但不会变成冬瓜样的身材，反而可以更苗条呢。我在夏天的时候尤其喜欢喝冬瓜汤，不仅可以清热解毒，重要的是冬瓜不含脂肪，而且植物纤维含量很高，简直就是我们胖人的救命良药。

常州·苏雨霏

功效：利尿消肿，排毒，降脂，瘦全身

需要准备：冬瓜1 000克，海带60克，黄豆瓣60克

具体做法：先将海带用温水浸泡2小时，洗净，切丝。冬瓜洗净、去皮去瓤，切块。把海带丝与黄豆瓣一同下锅爆炒一下，加水烧煮，黄豆瓣熟透后加入冬瓜，同时加适量盐调味，再加些水，煮至冬瓜烂熟。

医生点评：冬瓜含有丰富的丙醇二酸，能有效控制糖类转化为脂肪。海带富含甘露醇，有很好的利尿消肿的功效。而且，海带胶质还能促使体内的放射性物质的排出。

❀ 腹式呼吸法

第一次尝试腹式呼吸法，是在兴冲冲地打算长期坚持做瑜伽的时候。后来，因为惰性，最后只有腹式呼吸法坚持了下来。因为这真的很容易操作，只要在你稍微有空的时候都可以进行，而且效果还不错。对于我这种长期贴着椅子的上班族，是非常合适的。

济南·魏小语

功效：排毒，促进肠道蠕动，瘦腹部

具体做法：平躺、端坐或站立，左手放在腹部上。用鼻

子深吸气2~3秒，吸气时有意识地鼓起腹部肌肉，吸气之后，屏息1秒。再用嘴部慢慢吐气2~3秒，吐气时有意识地收缩腹部肌肉。反复做，30分钟左右。

医生点评：正常的呼吸本就是一个吐故纳新的排毒过程，有意识地运用腹部来呼吸，可以达到运动腹部的效果，同时还能促进肠道的蠕动。持之以恒，可消腹部的"脂肪毒"。

✺ 精油按摩肥胖部位

夜晚，小凉，一个人。灯光下，弥漫着浪漫的芳香。接下来本该是浪漫的画面，可是，肥胖的我只能只身一人在奋斗减肥。减肥的方法，试过许多，都未能坚持下来，希望我喜爱的精油芳香能坚持住。

扬州·凌少云

功效：促进排毒，加速减脂

需要准备：迷迭香精油、葡萄柚精油、丝柏精油、甜杏仁油

具体做法：将迷迭香精油3滴 + 葡萄柚3滴 + 丝柏精油2滴 + 15毫升甜杏仁油，调匀后，取适量精油在手掌搓热，按

摩于肥胖部位。

医生点评：天然的植物精油分子小，活性大，能快速被人体吸收，参与身体的血液循环。能增强淋巴系统的排毒功能，加快脂肪的代谢。

❀ 扭转瘦手臂

念高中的时候，我跟室友住的两人间。那时，我们每天放学后都一起回去减肥。她练习瑜伽，我就在一旁练瘦手臂。练习的时候，确实感觉到手臂的肉拉得很厉害。效果不错的，一晃好几年过去了，现在夏天露臂也不用担心。

怀化·莫怡

功效：促进新陈代谢，发汗排毒，瘦手臂

具体做法：

① 盘腿而坐，上身挺直。

② 将双臂左右缓缓平举，至双手与肩膀成一直线，掌心朝下。

③ 身体保持不动，手臂维持原位，手指尖带动双臂向内扭动手臂，至无法转动，保持10秒。

④ 手臂放下，再抬起，重复步骤②，然后反方向扭动手臂，同样维持10秒。

⑤ 重复上述动作20次。

医生点评：适当的运动可以促进新陈代谢，促发汗、排毒。针对手臂的运动，可以有效减少手臂的脂肪。

✿ 爬楼梯法

以前很胖的时候，每天晚上做完别的运动后，我都会去爬一个小时的楼梯。那个大汗淋漓啊！现在运动量减少了一些，爬楼梯依然在坚持。值得注意的是，爬完楼梯千万不能忘了做腿部拉伸。不然，容易长肌肉的，那就算瘦下来也不美了。

吉安·常肖玲

功效：促进新陈代谢，促排毒，瘦大腿

具体做法：每步向上跨两个台阶，动作要平稳，呼吸要匀称。刚开始时，可每爬3分钟，休息3分钟，时间控制在半小时以内。逐步适应后，可延长到一个小时左右。爬完应做腿部拉伸。

医生点评：爬楼梯是健康的有氧运动，可以让身体发热，促进血液循环，加快身体的新陈代谢。爬楼梯主要运动大腿，减少大腿脂肪，同时也锻炼到全身。但也要注意不能过度，否则会对膝部造成损伤。

肝胆排毒，保卫人体的化工厂

❀ 枸杞菊花茶

我们这些经常要对着电脑熬夜加班的人，要学会照顾自己的眼睛。除了滴眼药水、做做眼部按摩外，我还喜欢泡枸杞茶喝。因为熬夜不仅疲劳了眼睛，还容易肝火旺，喝枸杞茶再合适不过。如果不怕发胖，还可以加入少许冰糖，味道更佳。

宁夏·吴雨霏

功效：养肝，清肝明目

需要准备：枸杞，白菊花

具体做法：将适量枸杞、白菊花放入有盖杯中，加入沸水冲泡，盖上盖，10分钟后可饮用。

医生点评：枸杞味甘，性平，归肝经、肾经、肺经，有养肝、滋肾、润肺的功效。历代医家也常用枸杞来治疗由肝血不足、肾阴亏虚引起的眼睛疾病。枸杞能很好地护肝，提高肝脏对毒素的耐受性。

❀ 紫罗兰花茶

我是属于容易上火的类型，每次上火，口气就特别重，跟人讲话都要以手遮掩，怪不好意思的。后来，我就每天泡一杯紫罗兰花茶喝。一段时间以来，感觉口臭的概率越来越小了。希望以后都不要有口臭了。

潮州·陈莉

功效：清热解毒，益肝脏，润肺，保护支气管，解宿醉

需要准备：紫罗兰花茶

具体做法：取紫罗兰3～4朵，用开水冲泡5分钟左右，趁热饮用。

医生点评：紫罗兰清热解毒，益肝脏，能去除口腔异味，解宿醉。此外，对支气管有保护作用，能缓解感冒症状。烟民可多喝。

❀ 胡萝卜汁

曾看过一位日本的医生写的书，书中十分推崇胡萝卜汁，据说对排毒效果很好。我用电脑多，视力不太好，研究明目的食物时也看到了胡萝卜，就决定每天榨一杯胡萝卜汁喝。说实话，鲜榨纯胡萝卜的味道不是太受得了，还好加入苹果一起，味道好了很多。喝完感觉自己的生活过得很滋润很健康啊！

黄山·冯芸

功效：补肝明目，清热解毒，美白祛斑

需要准备：胡萝卜3根，榨汁机一台

具体做法：取胡萝卜3根，去皮后切成小块，放入榨汁机中，榨成汁液。根据个人口味可加上蜂蜜调味，也可和苹果、橙子一起榨汁，更可口。

医生点评：胡萝卜含有大量胡萝卜素，在肝脏及小肠黏膜可转变成维生素A，有很好的补肝明目的作用。胡萝卜富含的维生素还能使皮肤润滑，肤色红润。

❀ 荔枝红枣汤

看到荔枝，总想起以前中学课本上，讲到杨贵妃极爱吃荔枝的内容。总觉得多吃荔枝也是美女养成的必修课。用荔枝搭配红枣，再加红糖煮水，不仅能护肝，还是养颜的佳品呢。也可以和老公一起喝的。

邵阳·郑安娜

功效：益肝脾，补气血，促排毒

需要准备：干荔枝15克，红枣30克，红糖适量

具体做法：干荔枝去壳去核，与洗净去核的红枣一齐放入锅中，加适量水，文火煮至红枣烂熟，加适量红糖调味。宜空腹喝。

医生点评：荔枝健脾滋肝，益心补肾，改善肝功能，能促进排毒。红枣也能保护肝脏，扩张血管，防止肝硬化。

❀ 按摩太冲穴

结婚前，我一直比较温柔。没想到成家生子之后，生活的重压让我变得暴躁了不少。有一次上医院，看诊的时候我又在电话里对老公发了一通脾气，医生就说我这样肝火盛，很伤肝的，同时还教了我按摩太冲穴的办法。我回去后坚持了一段时间。发现每次生完气按摩一下，情绪真的舒畅了不少。坚持的时间一长，连态度也好多了，家庭

生活也和谐了不少。

长沙·李薪

功效：排出肝火，疏通肝气

定位：太冲穴位于足背，第一、二跖骨结合部之间凹陷处。

如何找到它：在脚背上大脚趾与二脚趾结合的地方向脚腕方向推，推到两个骨头连接的尽头就是太冲穴，

按摩手法：在太冲穴附近寻找最痛点，用拇指指腹用力按揉3～5分钟，感觉有轻微胀痛即可，双脚交替按压。

医生点评：太冲穴是肝经要穴，有人体"出气筒"之称。按揉这个穴位，可以将人体郁结的肝火排解出去。有经验的中医师还会用指腹从太冲穴往行间穴的位置用力推几下，这样就能最大限度排解肝火了。

❀ 绿豆汤

我小时候有一次得了麻疹，奶奶没带我上医院，而是煲了一大锅绿豆汤，让我立马喝下去。没想到这绿豆汤还真神奇，三碗下肚，半小时之后麻疹居然慢慢褪掉了。人

家说绿豆解毒，果然是真的！

杭州·邓雪梅

功效：排毒解毒

需要准备：绿豆50克，水适量

具体做法：绿豆挑一下，洗净，放入压力锅中，加水没过绿豆表面两三厘米，开大火煮沸，转小火煮半小时即可，无需加糖食用。

医生点评：绿豆虽然不是包治百病，但对于轻度的过敏、麻疹，还是有解毒功效的。中医认为绿豆入肝经，对于疏解肝毒很有益处。而现代研究结果表明，绿豆之所以有一定的解毒效果，是因为含有鞣质，可以吸附肠胃的某些有毒成分。

❋ 练习"嘘"字功

我平时很容易发火，虽然一发火胸口就痛，但总是忍不住。老公心疼我，除了劝慰之外，还上网找了个办法，让我坚持练习。这个办法也奇特，居然是不停地嘘气。为了不让老公失望，我坚持练习了一段时间，整个人的感觉就是心绪平静了，遇到一些不如意的事情也能忍住了。

沈阳·陈佟佟

功效：养肝护肝，激发肝脏排毒功能

具体做法：

①双唇紧绷微合，舌尖向外伸，同时微微卷缩，上下牙齿露出微缝，作吹口哨状。

②呼出空气，同时念"嘘"字，双脚大拇指轻轻点地，双手手背相对，从小腹前缓缓抬起至于肩平，再向左右像鸟翼分开，手心斜向上，双眼也随着呼气瞪圆。

③呼气之后，开始吸气，双手经胸腹前缓缓下落，垂于体侧，再做第二次吐字。

④这个动作6次为一个回合，一个回合后做一次调息。

医生点评：这是很有名的"嘘"字养肝功。常做能够通畅经络，激发肝脏的功能。对于肝虚火旺引起的食欲不振、两眼干涩都很有好处。

❀ 韭菜猪肝汤

我是一家公关公司的主管，除了白天上班之外，晚上还要和各种领导应酬喝酒。一段时间下来，肝脏的位置总是隐隐作痛，很不舒服。同事见我如此，就建议我多喝猪肝汤，以形补形，对肝脏很好。我回去试了一下，一有空就煲，每星期大概喝上1～2次，效果真的不错。

常州·郭爱华

功效：养肝，补肝，滋阴，降火

需要准备：韭菜60克，猪肝50克，盐、清水适量。

具体做法：

①韭菜洗净切段，猪肝洗净切片。

②锅中加入清水适量，大火煮沸，加入韭菜、猪肝，煮至猪肝熟透，下盐调味即可。

医生点评：猪肝是很传统的"以形补形"食材，对于补肝很有好处，猪肝还能补血，因此女士食用最适合了。很多人都知道韭菜能壮阳，但却不知道它其实也是补肝佳品。韭菜里面的挥发性精油和硫化物能够疏调肝气。

✿ 青柠檬汁

过去，我的性格就像《红楼梦》中的林黛玉一样，经常愁眉苦脸，遇到什么事总容易钻牛角尖，又不愿意和别人交流。后来，我才发现原来这叫抑郁，严重起来还会得抑郁症。于是我就努力改变自己，发现一想不开时，吃点或喝点什么东西，有助于转移注意力，我发现加了柠檬汁的青橘子水最好喝，酸酸甜甜，经常喝使人都变得开朗了。

龙岩·朱妍

功效：疏肝解郁，缓解情绪

需要准备：青橘2只，柠檬半个，冷开水适量。

具体做法：

①青橘洗净，柠檬对半切开挤汁。

②剥开青橘皮，将橘肉榨汁，橘皮保留。

③挤一点柠檬汁进在橘子汁中，并放入橘皮浸泡5分钟，即可饮用。

医生点评：心情不好时，吃一点东西的确可以转移注意力，缓解情绪。橘子和柠檬都属于青色食物，中医的五行理论认为，青色食物可以通肝气，起到很好的疏肝解郁、缓解情绪的作用。再加上这款果汁做法简单，味道酸甜，的确很适宜食用。

重庆·刘菲

❀ 牛蒡汤

有一次逛超市，我发现了日本的"国菜"——牛蒡，出于好奇，特意买回来试煮了一下。刚开始觉得没什么特别。后来查资料，才发现牛蒡真的是益处多多，于是就坚持吃下去。没想到这一吃就是两个多月，还改善了原来蜡黄的脸色呢！

清远·肖艳芳

功效：保肝解毒

需要准备：牛蒡半根，排骨250克，玉米一根，胡萝卜一根，清水、盐各适量。

具体做法：

①排骨洗净飞水，用冷水洗净备用。

②牛蒡削去黑皮，切成小段；玉米洗净切段，胡萝卜切块。

③将排骨、牛蒡、玉米、胡萝卜一起放入炖锅当中，加适量水，大火煮开后，改用小火炖60分钟，加盐调味即可。

医生点评：《本草纲目》有记载，"牛蒡性温、味甘无毒，通十二经脉、除五脏恶气，久服轻身耐老"。牛蒡营养价值很高，当中含有的有机酸和多种酶可保肝解毒，特别是对二氧化硫、三氧化硫等有毒物质有一定抵御作用。

肠道排毒，用好最大的排毒器官

❀ 睡前蜂蜜水

看我近来面色不佳，朋友就从乡下给我捎了一瓶土家蜂蜜，嘱咐我晚上睡前冲温水喝。这种自产的蜂蜜冲水，清香，甘甜，很是喜欢，就每天都很开心地喝下了。意外的是，没多久感觉面色有光泽多了，而且每天上厕所的时间也规律了。蜂蜜水，真好。

成都·范祈宇

功效：润肠通便，润肤美容，解毒

需要准备：蜂蜜

具体做法：取蜂蜜两三勺，溶于一杯温开水中，睡前两小时饮用。

医生点评：蜂蜜，味甘，归脾、胃、肺、大肠经。蜂蜜含有许多人体需要的微量元素，是不错的滋养品。尤其蜂蜜中含有大量酶，可加速肠道代谢，起到很好的润肠通便的作用。

❀ 每日水果——香蕉

我最喜欢吃的水果是香蕉。小时候，每次跟妈妈抱怨

"大不出来"，妈妈就叫我吃香蕉。久而久之，香蕉给我的印象就是通便用的水果。后来，听说香蕉对脑力补充也是不错的，我就每天带一根去公司，当下午茶吃。脑力工作者伤不起呀。

百色·李婷婷

功效：清热，润肠，解毒

需要准备：香蕉一根

具体做法：饭后食用。

医生点评：香蕉含有丰富的果胶，可促进肠道蠕动，帮助消化，调整肠胃机能。香蕉不宜空腹吃。

❀ 燕麦南瓜粥

灰姑娘坐着南瓜车，去参加王子的舞会了。从小一看到南瓜，总是遐想许多，什么时候我也能坐上南瓜车去见我的王子呢？大概因此对南瓜的印象一直特别好，买菜的时候总是"一不小心"就选了它。其中，最常做的就属燕麦南瓜粥了，这对女性养颜很好的。

乐山·王雪晴

功效：排毒，护肠润肠，通便

需要准备：南瓜400克，燕麦50克，枸杞10克

具体做法：先将南瓜洗净，去皮去瓤切片，放入砂锅，加适量水，煮半个钟左右。加入燕麦、洗净的枸杞，拌匀，再煮10分钟左右即可。

医生点评：南瓜中的果胶可有效吸附有害物质，保护肠胃，所含的甘露醇可润肠通便。燕麦富含水溶性膳食纤维，可促进体内有毒重金属的排出。

❀ 饭后酸奶

我最喜欢公司的一项员工福利，就是午饭时会派一支酸奶。每天午饭后，尤其是夏季的午后，喝一口冰凉的酸奶，真是人间极品。而且，酸奶还能促消化，对美容很好。

东莞·陈怡欣

功效：润肠通便，促消化

需要准备：酸奶100毫升

具体做法：饭后半小时左右饮用

医生指点：酸奶是以新鲜牛奶为原料，经乳酸菌发酵而

成。所以，酸奶不仅含有牛奶中的营养成分，还有许多益生菌。补充益生菌，可维持肠道菌群平衡，促进肠道正常代谢。

❋ 红薯糖水

每次回乡下姥姥家，都能吃到香甜的红薯糖水。姥姥说，我们这些住在城市的孩子，吃得太精细了，对身体不好。要多吃点这样的粗粮，才能像她这样，老了还能这么精神的。红薯是姥姥亲自栽培的，香甜香甜的，真的很好吃。

佛山·卢姬丽

功效：健脾胃，宽肠通便

需要准备：红薯两三根，片糖适量

具体做法：将红薯洗净削皮，切成小块，放进锅中加水煮，水开后加入适量片糖。

医生点评：《本草纲目拾遗》认为，红薯有"补虚乏，益气力，健脾胃，强肾阴"的功效。食用红薯可以补中和血，暖胃生津。红薯含有大量膳食纤维，可以宽肠胃，通便秘。有胃病者不宜多吃。

✿ 蒜蓉炒西洋菜

儿子一出门跟小朋友玩，就像个猴子似的活蹦乱跳，还乱跑乱坐的。每次回来，总是弄得脏兮兮的。为了能给他有效杀菌，增加抵抗力，我就常用大蒜来做菜。刚好，他还特别喜欢我做的蒜蓉炒西洋菜，每次吃这个，他总是吃得特别多呢。

韶关·张冬梅

功效：杀菌，解毒，护肠

需要准备：西洋菜一把，大蒜适量

具体做法：

①西洋菜泡水，洗净。大蒜去皮，拍碎，剁成蒜蓉。

②烧开水，放入西洋菜焯半分钟左右，捞出。

③烧热炒锅，加适量油，爆炒蒜蓉，倒入西洋菜，加盐调味，翻炒几下，出锅。

医生点评：大蒜归脾经，胃经，肺经，大肠经。大蒜温中行滞，有解毒、杀菌的作用。西洋菜有清燥润肺、化痰止咳等功效。

❀ 无花果炖瘦肉汤

第一次喝这个汤，是去广州出差的时候。那时，还不知道无花果是什么，当地的朋友跟我讲解后，我就产生了极大的兴趣。后来就尝试自己做这个炖汤了，甘甜中带有淡淡的酸味，还能润肠养颜，很是喜欢。

福州·黄广娜

功效：健胃清肠，消肿解毒

需要准备：无花果2个，瘦肉100克，蜜枣1个

具体做法：无花果泡水、洗净，瘦肉洗净切片，与蜜枣一起放入炖盅，加清水400毫升，适量盐，隔水炖2小时左右。

医生点评：《生草药性备要》记载，"无花果果实，煲肉食，解百毒。"无花果营养丰富，尤其含有多种有机酸和酶，可助消化、润肠、消肿解毒。所含果胶和半纤维素等还能净化肠道。

❀ 按摩大横穴

向来就觉得，便秘这回事千万轻视不得，更不能随随

便便吃药来治。先不说吃药可能导致的副作用，你想啊，身体新陈代谢本是一个正常的现象，如果还得靠吃药来进行，这能持久吗？不过，对于一些穴位的按摩我还是很赞成的。自己就身体力行了，便秘的时候，给大横穴做做按摩，真的有效。

徐州·黄立亭

功效：促进肠蠕动，通便，治便秘

定位：大横穴在腹中部，距离肚脐4寸。

如何找到它：身体仰卧后，把大拇指按在肚脐上，分别向左右各平移4个拇指宽度，这两个点就是大横穴所在处。

按摩手法：用食指指腹朝下按压，做圈状按摩，100次左右。

医生点评：按摩大横穴，可促进肠道蠕动，达到通便治便秘的效果。

❀ 腹部顺时针按摩法

我肠道本来就不是很好，因为减肥减少了食量，就更容易便秘了。好在我有个当医生的小姨，我跟她请教治疗便秘的方法时，她就给我推荐了这个按摩的方法。第一次尝试，就有效果了。每天按一按，不被便秘烦。

恩平·莫晶晶

功效：助消化，促进肠道蠕动，助排便

具体做法：从右下腹开始按顺时针方向，以环形按摩至左下腹，按压时呼气，放松时吸气。可在饭后半小时按摩，每次约10分钟。

医生点评：古代著名医家孙思邈提出，"每食讫，以手摩面及腹，令津液通流。食毕当行步踌躇"。饭后一段时间，适当地按摩腹部，可助胃消化，促进肠道蠕动。

❀ 肠道活力操

妈妈退休后就非常注重养生，经常抱着一堆中医养生的书籍学习、实践。她最近一直坚持做肠道的活力操，说是效果特别好，做完感觉身体很舒畅，也不容易便秘了。她现在是逢人就给推荐这套操，活像一个养生推广员。

西安·陈子莹

功效：促进腹部，肠道运动

具体做法：

①站立，双脚齐肩，双手自然垂下，放轻松。

②双手手指交叉，手掌朝外，一边吸气向上用力伸展双手至头顶上方。腰背挺直，头抬高，手臂紧贴耳朵。维持10秒。

③边呼气，一边放下双手，同时屈膝下弯，双手抱住双脚。维持10秒。

④重复做5次。

医生点评：早晨起床或晚上睡前，可简单地做一些这样的运动腹部的伸展操，可有效促进肠道的蠕动。

有排毒作用的食材

西红柿

西红柿富含番茄红素，具有抗氧化功能，可以预防癌症、心血管疾病和抗老化。番茄红素可以滋养消化系统，促进消化和吸收，平衡人体酸碱。西红柿所含的膳食纤维能预防便秘，促进排便通畅。

大蒜

大蒜含有硫化丙烯，可以提高人体对维生素B_1的吸收能力，消除人体内的自由基，预防老化，促使人体消化顺畅。大蒜具有杀菌能力，能清除肠道内的有毒微生物，预防便秘，降低肠道肿瘤发生的风险。

小麦胚芽

小麦胚芽含有大量的维生素E，可以活化细胞，提高人体免疫力，延缓衰老，使人更年轻更具活力。同时小麦胚芽内丰富的膳食纤维，有利于消化，可促进肠道内的有益菌群的产生，维持肠道清洁。

薏米

薏米可以促进人体新陈代谢，减少肠胃负担。同时可以清热利尿，增强肾功能。薏米内的硒元素是一种有效的抗癌元素，可以抑制癌细胞增殖。薏米有减肥美容的功效，食用后可以使人体皮肤保持光泽细腻，消除粉刺和色斑。

红豆

红豆中含有大量改善便秘的纤维和促进利尿的钾元素，可以将人体内多余的盐分和胆固醇排出体外。同时红豆中含的皂苷能刺激肠道，使大便保持通畅和刺激排尿，有消除心脏或者肾脏疾病造成的水肿。

黑豆

黑豆含有不饱和脂肪酸，能抑制血液中的低密度脂蛋白的氧化速度，降低三酰甘油的浓度，促进胆固醇的代谢，降低血脂。同时黑豆所含的维生素E、花青素、异黄酮，具有抗氧化能力。维生素E可以捕捉自由基，豆皮所含的红色花青素，能够清除自由基。

红薯

红薯含有较多的膳食纤维，能够促进肠胃蠕动，防止便秘，同时具有一定的预防癌症的功效。红薯可以抑制人体内胆固醇的沉积，使人的血管壁保持弹性，防止肝肾中的结缔组织萎缩，防止胶原病的发生，同时红薯富含果胶，可以阻止人体内的糖分转化为脂肪。

柠檬

柠檬汁中含有柠檬酸盐，可以抑制钙盐结晶，预防和减少肾结石。同时柠檬汁中含有烟酸和有机酸，能够杀灭细菌，减轻肠胃负担，同时柠檬汁可以促进胃中蛋白酶的分泌，增强肠胃蠕动，使人体排便通畅，预防便秘的发生。

黑木耳

黑木耳内所含的植物胶质，可以吸附人体消化系统内的杂质，清洁血液，有效消除人体内的污染物质。同时黑木耳可以辅助消化人体难以消化的如沙子、头发、金属屑等异物。经常食用黑木耳可以提高机体免疫力，预防肿瘤的发生。黑木耳中含铁量丰富，可以养颜养血，让人容光焕发。

糙米

糙米富含 B 族维生素和维生素 E，可以提高人体免疫功能，促进血液循环，同时它含有大量的膳食纤维，可以促进肠道蠕动，预防便秘，也可以促进肠道内有益菌群的繁殖，保持肠道的健康。同时糙米也可以加速胆固醇的分解排出，从而降低人体血脂。

洋葱

洋葱内含有寡糖，有利于人体内益生菌的生长。同时洋葱可以刺激胃肠和消化腺分泌，促进新陈代谢。洋葱内的精油含有降低胆固醇的物质，可以促进人体排毒，降低血脂。

牛蒡

牛蒡中含有丰富的膳食纤维，可以吸附胆酸，减少人体对胆固醇的吸收，刺激肠道蠕动，预防便秘。同时牛蒡中含的叶酸可促进细胞分裂，加快人体的新陈代谢，使人更有活力。

绿豆

绿豆能促进人体正常的新陈代谢，具有强力解毒的功效，绿豆中的多糖成分能增强血清脂蛋白酶的活性，降低人体的血脂。同时也能促进人体内胆固醇的分解，降低肠道对胆固醇的吸收。绿豆中含的蛋白酶抑制剂，可以保护人体肝脏和肾脏。

荷叶

荷叶中含有的生物碱，可以降低血脂，有效降低人体胆固醇，同时荷叶可以补脾胃、清热利湿，有效帮助人体排除多余的水分，减轻水肿。

芹菜

芹菜富含水分和纤维，能使脂肪加速分解并排出，特别有利于减肥。同时芹菜在肠道内可以产生木质素，具有很强的抗氧化的作用。芹菜中含有利尿成分，能加速人体内多余水分的排出。芹菜中含有大量人体所需的各种元素，如胡萝卜素、B族维生素，能够提高人体免疫力，并具有一定的抗癌功效。

燕麦

燕麦含有大量的水溶性膳食纤维，能够吸收人体内的胆固醇，并排出体外。同时燕麦中含有的多糖可以促进纤维细胞合成胶原蛋白，修复受损皮肤。燕麦中也含有大量的抗氧化物质，可以有效地清除自由基，减少自由基对皮肤的伤害。燕麦富含亚油酸，对脂肪肝、水肿、便秘也具有一定的作用。

胡萝卜

胡萝卜中含有植物纤维，有超强的吸水性，有利于加强肠道蠕动，保持排便的通畅。胡萝卜所含的胡萝卜素在人体内可以转化为维生素 A，能增强人体的免疫功能，预防癌症的发生。胡萝卜含有降糖物质，如槲皮素等，能够降低血脂，促进肾上腺素的合成，使人体保持正常的新陈代谢。

山药

山药中所含的薯蓣皂具有增强新陈代谢的功效，同时山药中含有多糖蛋白成分的黏液质和消化酶等，可以预防血管中的脂肪沉积，有利于胃肠的消化和吸收。新鲜山药中富含多种维生素和氨基酸，可以增强人体免疫力，延缓衰老。

海带

海带中含有大量的碘，可以促进热量消耗和人体的新陈代谢，具有减肥和控制体重的作用。海带内的钾离子可能帮助排出人体内多余的水分。同时海带中富含的大量不饱和脂肪酸和食物纤维，能够快速清除人体血管壁上多余的胆固醇，有助于胃液的分泌，从而使人体的消化功能正常。

芦笋

芦笋富含多种氨基酸、蛋白质和维生素，同时其含有的天冬酰胺和各种微量元素，可以调节人体的新陈代谢，提高人体免疫力。芦笋含有丰富的维生素A、维生素C及钾等，可以促进人体内多余水分的排出。芦笋具有全面抗癌作用。

冬菇

冬菇内含有多糖类物质，可以提高人体的免疫力和排毒能力，抑制癌细胞的生长，具有一定的抗癌功效，同时冬菇还可以用来降低血压和胆固醇，促进新陈代谢和加强人体废物的排出。

苦瓜

苦瓜中含有抗癌作用的活性蛋白质，能够激发人体免疫系统的防御功能，提高免疫细胞的活性，从而顺利清除并排出人体内的有毒物质。同时苦瓜富含粗纤维和维生素B_1、B_2，能够促进肠胃蠕动，保障人体新陈代谢的顺利进行。

黄瓜

黄瓜中含有丙醇二酸、细纤维、葫芦素等，具有强大的解毒作用。同时黄瓜酸能促进人体新陈代谢的进行，加速人体内毒素的排出。同时黄瓜中的维生素C含量较高，可以美白肌肤，保持肌肤弹性。黄瓜也能抑制糖类转化为脂肪，有利于人体的心、肝、肺、胃和排泄系统。

茶叶

茶叶中富含的活性物质茶多酚，具有良好的解毒功能。同时茶多酚是一种天然的抗氧化剂，可以帮助人体清除活性氧自由基，使人们强身健体并延缓衰老。茶叶所特有的茶单宁，具有抗氧化、抗异变、抗肿瘤及降低血液中的胆固醇含量的功效。

蜂蜜

蜂蜜中含有大量的葡萄糖和果糖，能够改善人体血液中的胆固醇的含量，促进血管的功能，同时可以增强人体免疫力，润肠通便，加速人体内毒素迅速排出。

玉米

玉米中含大量粗纤维和镁，可以加强肠壁蠕动，促进人体内废物和毒素的顺利排出。玉米中富含不饱和脂肪酸能够降低胆固醇浓度并防止其沉积于血管壁。玉米中含的维生素

E可以促进人体细胞分裂，降低血清胆固醇，延缓衰老。

苹果

苹果中所含的有机酸能促进肠胃蠕动，纤维素能使大肠内的粪便变软，帮助人体正常排便，同时苹果内的果胶能使消化减慢，抑制肠道的非正常代谢，促进脂肪的排出。苹果含有较多的钾，能帮助人体排出多余的盐分。苹果内的苹果酸和膳食纤维，能在肠道内与胆酸结合，使血液中的胆固醇向胆酸转化，从而降低胆固醇含量。

梨

梨含有木质素，是一种不可溶纤维，能在肠道中与胆固醇结合后排出，从而降低体内胆固醇水平。梨中富含膳食纤维和果胶，可以帮助人们预防便秘，同时多吃梨可以改善肺和呼吸系统的功能，有利于人们通过肺和呼吸系统排毒。

香蕉

香蕉中含有大量的钾，有利于人体排出多余的盐分，帮助降低血压，并保持体内水分的平衡。香蕉中富含的维生素A能增加人体对疾病的抵抗力。同时香蕉的淀粉含量比较高，可以清热润肠，加速肠胃蠕动，促进体内废物的排出，同时可以预防便秘。

山楂

山楂中所含的黄酮类物质和维生素C、胡萝卜素等能够帮助阻断并减少自由基的形成，增强人体的免疫力，延缓衰老。山楂中的脂肪酶能促进脂肪分解，同时山楂酸可以提高蛋白分解酶的活性，帮助消化。山楂也有扩张血管、降血压及软化血管和利尿的作用。

葡萄

葡萄中含有天然的聚合苯酚，能和病毒或者是细菌中的蛋白质发生化合作用，从而消灭病菌。葡萄中含有较多的酒石酸，能够帮助消化。葡萄所含有糖分大部分能被人体直接吸收，同时葡萄汁可以降低血液中的蛋白质和盐的含量，有助于人体新陈代谢的正常进行。